AGRESSIVIDADE NA PRIMEIRA INFÂNCIA

EDITORA AFILIADA

Conselho Editorial de Educação:
José Cerchi Fusari
Marcos Antonio Lorieri
Marcos Cezar de Freitas
Marli André
Pedro Goergen
Terezinha Azerêdo Rios
Valdemar Sguissardi
Vitor Henrique Paro

Dados Internacionais de Catalogação na Publicação (CIP)
(Câmara Brasileira do Livro , SP, Brasil)

Luz, Iza Rodrigues da
    Agressividade na primeira infância : um estudo a partir das relações estabelecidas pelas crianças no ambiente familiar e na creche / Iza Rodrigues da Luz. -- São Paulo : Cortez, 2008.

    Bibliografia.
    ISBN 978-85-249-1433-1

    1. Agressividade em crianças 2. Crianças - Criação 3. Crianças e adultos 4. Crianças-problema 5. Educação de crianças 6. Emoções em crianças 7. Psicologia infantil I. Título.

08-06544   CDD-155.418

Índices para catálogo sistemático:
1. Agressividade infantil : Psicologia infantil   155.418

Iza Rodrigues da Luz

AGRESSIVIDADE NA PRIMEIRA INFÂNCIA:

um estudo a partir das relações estabelecidas pelas crianças no ambiente familiar e na creche

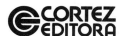

AGRESSIVIDADE NA PRIMEIRA INFÂNCIA: um estudo a partir das relações estabelecidas pelas crianças no ambiente familiar e na creche
Iza Rodrigues da Luz

Capa: aeroestúdio
Preparação de originais: Viviam Moreira
Revisão: Ana Paula Luccisano
Composição: Dany Editora Ltda.
Coordenação editorial: Danilo A. Q. Morales

Nenhuma parte desta obra pode ser reproduzida ou duplicada sem autorização expressa da autora e do editor.

© 2008 by Autora

Direitos para esta edição
CORTEZ EDITORA
Rua Monte Alegre, 1074 — Perdizes
05014-001 — São Paulo – SP
Tel.: (11) 3864-0111   Fax: (11) 3864-4290
e-mail: cortez@cortezeditora.com.br
www.cortezeditora.com.br

Impresso no Brasil — outubro de 2008

A Maria e Raphael,
meus filhos queridos, que diariamente me lembram
das belezas de ser humana e me ensinam
a conviver com as diferenças e dificuldades presentes
em nossos infindáveis universos pessoais!

Agradecimentos

Mamãe Deus Lincoln

Professores convidados *Professor Luiz*

Mônica e Amando *Professora Cristina Gouvêa*

Carlinhos e Isa

CAPES *Professora Terezinha Vieira*

Professores ao longo da vida

P **C** *Amigas do Doutorado*
A **O**
Enteados e Agregados **C** **A** **R**
I **J** **A** *Crianças, Educadoras e Funcionárias da Creche*
Ê **U** **G**
Amigos e Amigas de toda a vida **N** **D** **E**
C **A** **M**
I
A

Professores e Funcionários do Programa Papai

Maria e Raphael *Sobrinhas, Afilhados e Afilhada*

Auxiliares de Pesquisa *Aninha*

Sumário

Prefácio 13

Introdução 17

CAPÍTULO I ■ A agressividade na concepção de Winnicott 23
   1. Conceito de desenvolvimento 39
   2. Desenvolvimento psicológico na primeira infância 42
   3. Reflexões sobre a instituição de educação infantil e o processo de desenvolvimento 48
   4. Contribuições da sociologia da infância 62
   5. Considerações metodológicas 67
   6. Considerações sobre as análises do material da pesquisa de campo 69
   7. Método 71
      a) 1ª Fase 72
      b) 2ª Fase 73
      c) 3ª Fase 74

CAPÍTULO II ▪ André e Marcos: quem são essas crianças? 77

1. Seleção das crianças... 79

2. André.. 81

    2.1. Perfil de André na creche 81

    2.2. Caracterização dos modos de ação de André na creche.... 88

    2.3. Caracterização dos modos de ação de André na interação com a pesquisadora............................. 91

    2.4. Caracterização dos modos de ação de André na interação com sua mãe... 92

3. Marcos 94

    3.1. Perfil de Marcos na creche................................. 94

    3.2. Caracterização dos modos de ação de Marcos na creche .. 98

    3.3. Caracterização dos modos de ação de Marcos na interação com a pesquisadora............................. 100

    3.4. Caracterização dos modos de ação de Marcos na interação com sua mãe... 101

4. Comparações entre os modos de ação de André e Marcos 104

CAPÍTULO III ▪ A creche 107

1. Agressividade infantil na percepção das educadoras da creche.. 117

2. Síntese relativa à visão das educadoras..................... 122

3. Outras observações sobre a rotina da creche............. 127

CAPÍTULO IV ▪ As famílias 131

1. Caracterização da dinâmica familiar de André...................... 132

2. Caracterização da dinâmica familiar de Marcos...................... 143

AGRESSIVIDADE NA PRIMEIRA INFÂNCIA 11

CAPÍTULO V ■ Análise das relações entre a dinâmica de funcionamento das famílias e o comportamento de André e de Marcos na creche.. 159

1. O comportamento agressivo de André: reflexões a partir de sua história de vida e de suas relações no ambiente familiar e na creche 161

2. O comportamento não agressivo de Marcos: reflexões a partir de sua história de vida e de suas relações no ambiente familiar e na creche 184

3. Algumas semelhanças e diferenças entre as famílias de André e Marcos.. 189

Considerações finais 199

Referências bibliográficas 211

ANEXOS

Anexo A — Ficha de caracterização da instituição 223

Anexo B — Roteiro de entrevista sobre agressividade................. 227

Anexo C — Roteiro de entrevista sobre as crianças..................... 228

Anexo D — Descrição dos outros espaços da creche.................. 229

Planta baixa da creche 231

Lista de Quadros

Quadro 2.1 — Designação das educadoras entrevistadas na
3ª fase da pesquisa 78

Quadro 3.1 — Designação das educadoras entrevistadas na
1ª fase da pesquisa 108

Quadro 3.2 — Escolaridade das educadoras da Creche.................... 109

Quadro 3.3 — Faixa etária e quantidade de crianças em cada
turma.. 111

Quadro 4.1 — Designação para os familiares de André.................... 133

Quadro 4.2 — Designação para os familiares de Marcos.................. 144

Lista de Figuras

Figura 4.1 — Genograma de André.. 133

Figura 4.2 — Genograma de Marcos.. 144

Prefácio

Infância e agressividade juntas são os móbiles da presente obra, na qual Iza Rodrigues da Luz reúne, a partir de um amplo e rigoroso trabalho de pesquisa, dados acerca da vivência intensa entre educadoras da infância e as próprias crianças que pretendem educar. A autora nos incita a ler experiências infantis tendo como o foco um dos aspectos que mais têm atormentado pais e educadores no atual contexto histórico, a saber: como lidar com impulsos agressivos de nossas crianças sobre os quais não se tem controle e que todas as vezes que eles se manifestam temos a terrível sensação de estarmos fracassando no tão desejado processo civilizador.

Ao considerar o que se pensa hoje sobre a relação infância e agressividade, pode-se dizer que estamos frente a um problema universal que afeta o desenvolvimento de todas as sociedades humanas. Não há uma única comunidade no mundo em que o problema da agressividade não se coloque de alguma forma. Há contextos em que se luta para aprimorar controles excessivos com objetivo de atingir o ideal pacifista do iluminismo ocidental. Já em outros, ao contrário, no lugar de controlar os impulsos agressivos na infância, estes são estimulados como forma de sobrevivência do grupo social como um todo ao qual as crianças pertencem. Neste segundo contexto, ainda, na infância, os indivíduos são responsabilizados pela continuidade da sua comunidade, e aí considera-se totalmente normal ver crianças pequenas marchando com fuzis e dando gritos de ordem em levantes e movimentos guerreiros. Em face desses cenários complexos, uma obra que analise o tema infância e agressividade é muito bem-vinda. Pelo menos, é assim que avaliamos a importância do livro que, ora, prefaciamos. A autora nos convida a um trabalho de desconstrução de imagens estereotipadas e dicotômicas que ou vê as crianças como "bons selvagens" que são corrompidas por um meio descrito sempre como ruim ou então são elas mesmas seres brutos, perversos polimorfos que precisam ser domados.

Em geral, diante de tal dilema se buscam soluções que fragmentam os elementos que poderiam ajudar a pelo menos compreender o problema. Centra-se o foco na criança exclusivamente ou então em seu meio, e perdem-se, assim, suas conexões que não são meros apêndices para se compreender o problema, mas, ao contrário, fazem parte dele. Diferentemente, a presente obra mostra uma investigação cuidadosa que dialoga com sujeitos em interação em um contexto recoberto de imagens que idealizam a infância e se distanciam de seus problemas concretos, a saber: a escola de educação infantil. Desafiando tais imagens, a obra põe em relação criança, escola e família. Há momentos densos na obra em que o leitor acompanha experiências em uma creche em que ao mesmo tempo educadores (profissionais e mães) e criança se encontram e tentam lidar de forma interativa com a questão da agressividade como um componente da constituição do próprio sujeito social.

Um aspecto central na obra é a reconstituição que o estudo faz do papel da própria instituição de educação infantil. Esta, ainda tão ausente da realidade da maioria das crianças de 0 a 6 anos, não foi suficientemente considerada no plano das políticas públicas da infância, o que é lamentável. Visto que tais instituições e as funções a elas atribuídas fazem parte dos direitos das crianças assegurados pela Constituição, a não universalização do acesso às mesmas permanece um problema secular não resolvido.

Mas, como bem mostra a obra em questão, o simples acesso, embora fundamental para garantir direitos da infância, não é suficiente para a realização plena do que se entende por educação infantil no mundo contemporâneo. Nesse ponto, a pesquisa de Iza Rodrigues da Luz avança e contribui para ampliar o debate no campo educacional. Uma parte significativa de sua obra é dedicada à agressividade na infância vista, pela autora, como um dos elementos cruciais na ambiciosa tarefa de educar e cuidar.

A obra articula, de forma bastante competente, clássicos da psicanálise infantil como Donald Winnicott, com clássicos da sociologia contemporânea como Anthony Giddens, e outros ainda da sociologia e da psicologia da infância, para propor uma nova leitura do problema da agressividade em processos educativos. Os métodos utilizados no estudo em apreço envolveram instrumentos de observação que podem auxiliar muito o trabalho nas creches, sobretudo as próprias educadoras, no que se refere à produção de novos saberes realizados por elas mesmas na interação com as crianças que estão sob sua orientação. O trabalho mostra que há ali muitos saberes que só se constituem na prática, no enfrentamento com as questões do dia-a-dia, saberes que precisam ser sistematizados e incorporados na prática educativa das creches. Isso dá ao tema o destaque que precisava ser dado. A educação infantil é um objeto de extrema importância para as pesquisas educacionais e sua dinâmica interna precisa ser sempre mais e mais conhecida para dar sustentabilidade às políticas da infância em nosso país.

Escrever sobre a agressividade em tempos de violência ativa que se difunde, sem freios, pela mídia nacional e internacional é, hoje, um ato de coragem porque revela, no escritor, sua enorme disposição para enfrentar um componente inquietante da condição humana, só que, agora, em sua forma líquida (para falar como o sociólogo Zigmunt Bauman), escorregadia, rigorosamente fluida, inapreensível pelos antigos modelos epistemológicos que, embora muitos ainda permaneçam vigentes, conseguem compreender muito pouco os sujeitos contemporâneos em toda sua complexidade.

A agressividade, parte fundamental da nossa ancestralidade, transborda por todos os lados e persiste irresistivelmente, ao mesmo tempo, como força criativa e destrutiva. Necessária à própria conservação da espécie humana, ou mais precisamente, sem a qual essa espécie não teria sobrevivido milhares e milhares de anos, continua sendo uma incógnita, um mistério a desvendar. Mas, apesar de seus pontos obscuros, nada impediu a modernidade ocidental em seu afã de tudo dominar, terra, mares e céus, buscar mecanismos que pudessem controlar, de uma vez por todas, esse traço tão característico dos seres vivos.

Para todos os que se dedicam à tarefa de cuidar e educar em instituições de educação infantil é importante acompanhar as precauções que temos de ter na observação das interações das crianças com seus educadores, minuciosamente discutida na obra em apreço. Por vezes, componentes do comportamento infantil são considerados como violentos, mas, na realidade, não o são. Entretanto, nem sempre essa distinção é feita e, com isso, levando à punição das crianças com severas imposições disciplinares.

O leitor tem em sua mão uma obra vigorosa que, apesar do rigor nas construções teóricas e metodológicas, é escrita em linguagem de fácil acesso e com muita vitalidade.

Luiz Alberto Oliveira Gonçalves
Depto. de Ciências Aplicadas à Educação — FaE/UFMG

Introdução

A atividade desenvolvida como psicóloga em instituições de educação infantil despertou o interesse para o tema desta obra. No trabalho realizado com as crianças e suas professoras, bem como no contato individual e coletivo com seus pais/cuidadores, inúmeras vezes o tema da violência, traduzido em observações e relatos de situações agressivas, de desobediência e indisciplina, tornou-se centro das discussões e das intervenções. Por essa razão, fomos atraídos a tentar compreender melhor a gênese e manifestação dos comportamentos violentos. Por termos como referência principal os conhecimentos sobre o desenvolvimento humano, que, nas mais diversas linhas teóricas, demarca a importância das instituições escolares e familiares na formação dos indivíduos, consideramos relevante investigar a influência dessas duas instituições nos comportamentos violentos.

Ao buscarmos uma conceituação sobre violência que pudesse subsidiar nossa pesquisa, não conseguimos encontrar uma definição do termo "violência" capaz de caracterizar adequadamente os comportamentos das crianças de zero a seis anos, identificados como violentos. Encontramos então a conceituação proposta por Santos (2002):

"A etimologia da palavra agressão é *ad gradior* = mover-se para adiante assim como regressão indica o movimento para trás. A violência (*vis, bia, hybris, dynamis*) é a agressão destrutiva que busca aniquilar, desintegrar. Nem

toda agressividade é violência, mas toda violência é, sim, agressividade."
(Santos, 2002, p. 189)

Com essa conceituação, a autora nos apresentou um reconhecimento da agressividade como um componente da ação humana importante para o desenvolvimento infantil, e diferenciou essa agressividade dos comportamentos agressivos hostis, voltados para a destruição do outro ou de objetos. Comportamentos esses que podem ser caracterizados como violentos.

Esse novo olhar fez então com que o foco da nossa investigação passasse a ser o comportamento agressivo e nos motivou a procurar trabalhos que embasavam essa visão não moralista da agressividade. Como resultado dessa procura, nos deparamos com os textos de Donald Woods Winnicott, nossa principal referência teórica na investigação dos comportamentos agressivos.

No presente livro buscamos compreender o papel ativo da criança no que se refere à agressividade e, por essa razão, não nos debruçamos sobre as situações em que essa criança é vítima de violência, mas sim sobre aquelas em que ela é vista como alguém que age agressivamente. Este recorte não visa desconsiderar o fato de que o comportamento agressivo observado na criança possa estar relacionado a condições de desenvolvimento marcadas por diversas formas de violência. O que buscamos demarcar é o nosso foco de interesse, ou seja: a origem e manifestação do comportamento agressivo e a condição ativa da criança nesse comportamento. Uma outra implicação da escolha da faixa etária de zero a seis anos foi o fato de voltar à atenção para as instituições de educação infantil, que estão cada vez mais presentes na sociedade, compartilhando com as famílias a educação das crianças pequenas.

Santos (2002) afirma que:

"O fato de as influências sociais operarem muito cedo na vida da criança sugere que uma atenção especial deve ser focalizada no processo de seu desenvolvimento. Valores morais, atitudes sociais e estabilidade emocional podem ser afetados pela experiência social precoce (ou pela sua falta)." (Santos, 2002, p. 191)

Vygotsky (1984) considera que as funções psicológicas superiores, assim como seus atributos especificamente humanos, se manifestam originalmente como formas de comportamento social da criança. Inicialmente, surgem na forma de cooperação com outras pessoas, e somente mais tarde é que se tornam funções internas, individuais. Sendo assim, o ambiente, especialmente o social, é um fator determinante no domínio do desenvolvimento da personalidade, e seu papel é agir como fonte desse desenvolvimento e não apenas como seu cenário. O ambiente, neste sentido, constitui a principal fonte dos traços especificamente humanos, e se a forma apropriada ideal não está presente no ambiente, então, na criança, a atividade correspondente, característica ou traço, provavelmente irá fracassar ao desenvolver-se.

Essa atenção ao processo de desenvolvimento desde o nascimento da criança justifica-se como mais essencial ainda, porque é nesta fase que as crianças começarão a constituir-se enquanto sujeitos. Apesar de um bom número de autores não apresentar convergências no que se refere ao período a partir do qual a criança já consegue estabelecer uma relação com o mundo com base na sua percepção enquanto pessoa diferenciada, a maioria deles ressalta a importância das experiências com outros seres humanos, em especial com os adultos, na constituição da subjetividade. Nessa fase de zero a seis anos, a influência do ambiente físico e social sobre o comportamento é bastante forte, e talvez por essa razão a literatura sobre o campo (Vygotsky, 1984; Wallon, 1975; Freud, 1905/1969; Erikson, 1971; entre outros) tem ressaltado que a grande tarefa das instituições que se responsabilizam pela educação das crianças seja a de torná-las capazes de se relacionar com os outros, de reconhecer os limites sociais impostos aos seus desejos e impulsos.

Desse modo, o estudo da origem da agressividade e de suas formas de manifestação na primeira infância pode nos fornecer elementos importantes para a compreensão desse tema e do modo como essa agressividade inicial se transforma em comportamento violento. Um melhor entendimento desses fenômenos pode auxiliar as instituições responsáveis pela tarefa educativa das crianças, bem como o Estado e a sociedade de modo geral, a encontrarem formas de atuar preventivamente. Além disso, e de modo mais imediato, os estudos sobre agressividade e violência podem ajudar na formulação de políticas efetivas de ressocialização de jovens e adultos condenados por crimes e delitos. O enfrentamento dessas duas questões se coloca como necessário para a diminuição dos índices de violência presentes principalmente nas grandes metrópoles brasileiras, representando um grande desafio a todos os pesquisadores das ciências humanas. Pensando especificamente na área da Educação, acreditamos que a presente obra pode contribuir no esclarecimento dos motivos pelos quais as escolas e os professores têm sido alvo de atos agressivos dos alunos.

Ciente desses desafios, o estudo investigou a agressividade na primeira infância, a partir das relações estabelecidas pelas crianças no ambiente familiar e na instituição de educação infantil. Esclarecemos, ainda, que usaremos durante todo o livro a designação "instituição(ões) de educação infantil" para nos referirmos às creches e pré-escolas, já que, pela Lei de Diretrizes e Bases da Educação Nacional em vigor, as creches devem atender a crianças de zero a três anos de idade e as pré-escolas, crianças de quatro a seis anos de idade. Ainda que reconheçamos as especificidades de cada um desses períodos, consideramos que nossas observações são válidas para as crianças de ambas as faixas etárias, logo decidimos utilizar um termo genérico que designasse as instituições que atendem a crianças de zero a seis anos.

Nosso estudo teve como objetivo geral investigar a agressividade na primeira infância, a partir das relações estabelecidas pelas crianças no ambiente familiar e na instituição de educação infantil. Para tanto, resolvemos investigar a história de vida e os modos de ação de uma criança considerada agressiva na instituição de educação infantil e a história de vida e os modos de ação de uma criança considerada tranqüila na instituição de educação infantil (creche). Ao utilizarmos a expressão "modos de ação", estamos nos referindo aos diferentes comportamentos apresentados pelas crianças, sejam eles observáveis diretamente ou inferidos a partir de gestos, postura corporal ou outras formas de linguagem. A idéia de comparar a história de vida dessas crianças encontra suporte na posição defendida por Winnicott (1994), que identifica a agressividade como uma tendência humana presente em todas as pessoas, mas que se manifesta de modo particular. Nesse entendimento não existe a criança agressiva e a criança tranqüila, mas crianças que lidam de modo diferente com a agressividade.

Como a seleção das crianças foi realizada numa instituição de educação infantil, consideramos importante analisar as concepções de agressão e violência presentes nessa instituição e como elas influenciavam condutas de orientação e repressão. Somado a esse primeiro objetivo específico, estabelecemos então os passos, ou seja, os outros objetivos específicos que nos permitiriam alcançar nosso objetivo geral: 1) identificar os modos de ação de uma criança considerada agressiva na creche; 2) identificar os modos de ação de uma criança considerada não agressiva na creche; 3) conhecer a dinâmica familiar de uma criança considerada agressiva e de uma criança considerada não agressiva para identificar semelhanças e diferenças que possam estar relacionadas aos modos de ação dessas crianças na creche; e 4) comparar os modos de ação de uma criança considerada agressiva com os modos de ação de uma criança considerada não agressiva na família e na creche, buscando compreender quais aspectos influenciam essas crianças a manifestarem a agressividade de modo diferente nas relações que estabelecem nesses ambientes.

Definidos os objetivos, passamos a apresentar a estrutura do livro.

Após esta introdução, no capítulo inicial apresentamos uma síntese das idéias que consideramos importantes na compreensão da agressividade na primeira infância e o modo como realizamos nossa pesquisa empírica. Sendo assim, no primeiro capítulo do livro fazemos uma exposição do conceito de agressividade na concepção de Winnicott; apresentamos o conceito de desenvolvimento que utilizamos e as idéias de Vygotsky, Wallon e de Erikson sobre desenvolvimento psicológico na primeira infância; algumas reflexões sobre a instituição de educação infantil e o processo de desenvolvimento e, por fim, apresentamos algumas contribuições da sociologia da infância. Essas reflexões são seguidas de considerações sobre a metodologia adotada, sobre a análise dos materiais construídos na pesquisa de campo e pelo método.

O segundo capítulo é dedicado à apresentação de todas as informações construídas durante a pesquisa sobre as duas crianças selecionadas na primeira fase: uma criança considerada agressiva e uma criança considerada tranqüila, tendo como referência o comportamento apresentado na creche. Traçamos um perfil sobre essas crianças durante as atividades de rotina na creche e apresentamos o modo como se comportaram durante a interação com os colegas, com as educadoras, com a pesquisadora e com suas mães.

No terceiro capítulo, sintetizamos todas as informações sobre a creche em que foi realizada a pesquisa empírica. Descrevemos alguns aspectos de sua estrutura física, funcionamento e quadro de pessoal, assim como apresentamos e analisamos as concepções sobre agressividade e o modo como as educadoras agiam diante desse tipo de comportamento. Para finalizar, fizemos ainda algumas observações sobre a rotina de funcionamento dessa instituição.

No quarto capítulo apresentamos as famílias das crianças selecionadas fazendo uma caracterização da dinâmica de funcionamento de cada uma delas. Para a construção desse "retrato" tivemos como fios condutores a história de vida dos genitores, bem como a história de vida das crianças desde a gestação até o momento em que foi realizada a pesquisa empírica.

No quinto capítulo, articulamos as informações construídas nas várias fases da pesquisa de campo apresentando algumas análises das relações entre a dinâmica de funcionamento das famílias e o comportamento das crianças participantes da pesquisa na creche, bem como apresentamos algumas semelhanças e diferenças entre essas duas famílias.

Por fim, apresentamos as considerações finais com algumas reflexões sobre as diferentes formas de manifestação da agressividade, apontamos limitações do livro e sugerimos alguns temas de investigação que podem auxiliar a compreensão da agressividade. Este capítulo é seguido pelas referências bibliográficas e pelos anexos.

Capítulo I

A agressividade na concepção de Winnicott

A trajetória profissional de Donald Woods Winnicott foi fundamental para suas contribuições teóricas ao entendimento da delinqüência, da criminalidade e da agressividade. Winnicott primeiramente estudou biologia e medicina, tornando-se pediatra e posteriormente psiquiatra infantil, antes de ser um psicanalista. Essa trajetória, construída com o atendimento a um número bastante elevado de crianças "doentes" e pais aflitos, aliada a outras posturas pessoais, fez com que ele trilhasse um caminho alternativo, no que diz respeito à teoria psicanalítica, aos presentes à época (décadas de 1930 e 1940) em que começou a escrever suas reflexões sobre o desenvolvimento emocional.

Os textos de Winnicott se concentram sobre a área interpessoal, o *locus* do relacionamento e da experiência cultural, suas análises se voltavam para o movimento e a atividade das crianças, enquanto ferramentas de mediação na exploração do mundo. Winnicott, apesar de concordar com os pressupostos psicanalíticos que postulam o funcionamento psíquico como resultante de forças dinâmicas, dentre as quais se sobrepõem as inconscientes, atribuiu também à dimensão relacional e, por conseqüência, às experiências externas vividas pelo indivíduo um lugar de destaque no desenvolvimento psíquico.

Suas experiências durante a Segunda Guerra Mundial, tanto na coordenação de lares para crianças consideradas difíceis, quanto como supervisor do tratamento de fugitivos e delinqüentes, lhe exigiram um novo olhar sobre o fenômeno da delinqüência e da criminalidade e impulsionaram o desenvolvimento de suas reflexões sobre "a tendência anti-social".

Para Winnicott, a raiz da delinqüência e da criminalidade está na experiência vivida pela criança durante a relação com os primeiros cuidadores:

> "Quando existe uma tendência anti-social, houve um verdadeiro desapossamento (não uma simples carência); quer dizer, houve perda de algo bom que foi positivo na experiência da criança até uma certa data, e que foi retirado; a retirada estendeu-se por um período maior do que aquele em que a criança pode manter viva a lembrança da experiência. A descrição abrangente da privação inclui o antes e o depois, o ponto exato do trauma e a persistência da condição traumática, e também o quase normal e o claramente anormal". (Winnicott, 1994, p. 131)

As idéias contidas nesse posicionamento de Winnicott vão destacar as experiências da criança como cruciais para seu desenvolvimento emocional saudável. Quando os cuidadores não conseguem atender adequadamente às necessidades dessa criança e ela experiencia, repetidas vezes, a sensação de abandono, origina-se um movimento de ir à busca de outras relações que possam suprir essa falha anterior. Entretanto, essa busca só se torna possível quando a criança já consegue se locomover por conta própria e tem a possibilidade de vivenciar relações com outras pessoas. O entendimento da agressividade na concepção de Winnicott nos possibilita compreender melhor como surgem os comportamentos delinqüentes.

Winnicott, ao tratar das raízes da agressão, parte da seguinte premissa:

> "... todo o bem e o mal encontrados no mundo das relações humanas serão encontrados no âmago do ser humano... no bebê existe amor e ódio com plena intensidade humana". (Winnicott, 1994, p. 89)

Além disso, o autor nos lembra de que:

> "De todas as tendências humanas, a agressividade, em especial, é escondida, disfarçada, desviada, atribuída a agentes externos, e quando se

manifesta é sempre uma tarefa difícil identificar suas origens". (Winnicott, 1994, p. 89)

Essa visão do ser humano como portador tanto de sentimentos bons como ruins e o reconhecimento da agressividade como uma tendência humana tornam importantes para a compreensão de como essa tendência surge e seu modo de funcionamento no processo de desenvolvimento da criança. Winnicott defende a idéia de que mesmos os bebês experienciam os sentimentos de ódio e amor, e desde o princípio de suas vidas devem encontrar formas de lidar com esses sentimentos:

> "Se é verdade, portanto, que o bebê tem uma grande capacidade para a destruição, não é menos verdadeiro que ele também tem uma grande capacidade para proteger o que ama de sua própria destrutividade, e a principal destruição existe sempre, necessariamente, em sua fantasia. E, quanto a essa agressividade instintiva, é importante assinalar que, embora se torne em breve algo que pode ser mobilizado a serviço do ódio, é originalmente uma parte do apetite, ou de alguma outra forma de amor instintivo. É algo que recrudesce durante a excitação, e seu exercício é sumamente agradável. Talvez a palavra voracidade expresse melhor do que qualquer outra a idéia de fusão original de amor e agressão, embora o amor nesse caso esteja confinado ao amor-boca". (Winnicott, 1994, p. 92)

Essa passagem identifica o surgimento da agressividade durante o exercício da alimentação, possibilitando uma primeira conciliação entre a capacidade de destruição e a capacidade de proteção daquilo que ama. Sendo assim, a agressividade se manifesta durante a alimentação e se recolhe quando o bebê sente-se saciado. É importante reconhecer que, desde essas primeiras experiências, a criança luta para exercer um "controle" sobre seu próprio comportamento, procurando tanto sua satisfação pessoal quanto evitando a destruição da fonte de sua saciação.

> "Em primeiro lugar, existe uma voracidade teórica ou amor-apetite primário, que pode ser cruel, doloroso, perigoso, mas só o é por acaso. O objetivo do bebê é a satisfação, a paz de corpo e de espírito. A satisfação acarreta a paz, mas o bebê percebe que, para sentir-se gratificado, põe em perigo o

que ama. Normalmente, ele chega a uma conciliação e permite-se suficiente satisfação ao mesmo tempo que evita ser excessivamente perigoso. Mas, em certa medida, frustra-se; assim deve odiar alguma parte de si mesmo, a menos que possa encontrar alguém fora de si mesmo para frustrá-lo e que suporte ser odiado. Em segundo lugar, vem a separação do que pode causar dano daquilo que é menos provável que o cause. Morder, por exemplo, pode ser desfrutado separadamente das pessoas que ama, através de mordidas em objetos que não podem sentir. Desse modo, os elementos agressivos do apetite podem ser isolados e poupados para serem usados quando a criança está furiosa e, finalmente, mobilizados para combater a realidade externa percebida como má". (Winnicott, 1994, p. 92-93)

Um melhor entendimento sobre essas primeiras experiências dos bebês e a origem da agressividade é apresentado por Winnicott na seguinte passagem:

"Observa-se que a atividade de um bebê sadio caracteriza-se por movimentos naturais e uma tendência para bater contra as coisas; isso é gradualmente usado pelo bebê, ao lado dos gritos, cuspidas, de passar fezes e urina, a serviço da raiva, do ódio e da vingança. A criança passa a amar e a odiar simultaneamente, e a aceitar a contradição. Um dos mais importantes exemplos da conjugação de amor e agressão surge com o impulso para morder, que passa a ter um sentido aproximadamente a partir dos cinco meses de idade. Por fim integra-se no prazer que acompanha o ato de comer qualquer espécie de alimento. Originalmente, porém, é o objeto bom, o corpo materno, que excita o morder e produz idéias de morder. Assim, o alimento acaba por ser aceito como um símbolo do corpo da mãe, do corpo do pai ou de qualquer outra pessoa amada". (Winnicott, 1994, p. 101)

A partir desse momento em que a criança consegue iniciar o desenvolvimento de sua capacidade de simbolização já pode utilizar o mesmo movimento empregado durante a alimentação para experimentar sua capacidade destrutiva sem colocar em risco o que valoriza. Desse modo, ao morder um objeto, pode expressar sua agressividade como forma de espiar o ódio que sente contra si mesmo e ao mesmo tempo combater a realidade externa percebida como má por não ter lhe proporcionado a saciação completa.

> "Sem tentar aprofundar-nos muito na origem das forças que lutam pelo predomínio dentro da personalidade, posso assinalar que, quando as forças cruéis ou destrutivas ameaçam dominar as forças de amor, o indivíduo tem de fazer alguma coisa para salvar-se, e uma das coisas que ele faz é pôr para fora do seu íntimo, dramatizar exteriormente o mundo interior, representar ele próprio o papel destrutivo e provocar seu controle por uma autoridade externa. O controle pode ser estabelecido desse modo, na fantasia dramatizada, sem sufocação séria dos instintos, ao passo que o controle interno necessitaria ser geralmente aplicado e resultaria num estado de coisas conhecido clinicamente como depressão. Quando existe esperança, no que se refere às coisas internas, a vida instintiva está ativa e o indivíduo pode usufruir do uso de impulsos instintivos, incluindo os agressivos, convertendo em bem na vida real o que era dano na fantasia. Isso constitui a base para o brincar e o trabalho". (Winnicott, 1994, p. 93-94)

A mesma tendência utilizada para dramatizar a realidade interior através da capacidade destrutiva pode também servir como fonte para a realização de atividades concretas. Entretanto, para que isso aconteça, a criança primeiramente coloca em prova o ambiente em que vive, ou seja, procura garantir que esse ambiente possa suportar sua capacidade de destruição, e se sente segurança, consegue então converter seus impulsos agressivos em atividades simbólicas e criativas, como o brincar e o trabalho. Por essa razão, Winnicott apresenta sua concepção da criança normal do seguinte modo:

> "Como é uma criança normal? Ela simplesmente come, cresce e sorri docemente? Não, não é assim. Uma criança normal, se tem a confiança do pai e da mãe, usa de todos os meios possíveis para se impor. Com o passar do tempo, põe à prova o seu poder de desintegrar, destruir, assustar, cansar, manobrar, consumir e apropriar-se. Tudo o que leva as pessoas aos tribunais (ou aos manicômios, pouco importa no caso) tem seu equivalente normal na infância, na relação da criança com seu próprio lar. Se o lar consegue suportar tudo o que a criança pode fazer para desorganizá-lo, ela sossega e vai brincar;

mas primeiro os negócios, os testes têm que ser feitos e, especialmente, se a criança tiver alguma dúvida quanto à estabilidade da instituição parental e do lar (que para mim é muito mais do que a casa). Antes de mais nada, a criança precisa estar consciente de um quadro de referência se quiser sentir-se livre e se quiser ser capaz de brincar, de fazer seus próprios desenhos, ser uma criança irresponsável". (Winnicott, 1994, p. 121)

O ambiente familiar torna-se desse modo extremamente relevante no desenvolvimento psicológico das crianças. Desde o primeiro momento em que a criança precisa ser cuidada por um adulto e ao longo dos seus primeiros anos de vida, as relações que estabelece no ambiente familiar devem possibilitar a construção de um sentimento de segurança e de amparo, somente desse modo a criança poderá se sentir à vontade porque sabe que a despeito de toda sua capacidade destrutiva (fantasiada) o ambiente se mantém estável. Entretanto, quando isso não ocorre, a criança vai manifestar sua agressividade em outros ambientes, diante de outras pessoas, para tentar encontrar um outro quadro de referências:

"Ao constatar que o quadro de referência de sua vida se desfez, ela deixa de se sentir livre. Torna-se angustiada e, se tem alguma esperança, trata de procurar um outro quadro de referência fora do lar. A criança cujo lar não lhe ofereceu um sentimento de segurança busca fora de casa as quatro paredes; ainda tem esperança e recorre aos avós, tios e tias, amigos da família, escola. Procura uma estabilidade externa sem a qual poderá enlouquecer. Fornecida em tempo oportuno, essa estabilidade poderá ter crescido na criança como os ossos em seu corpo, de modo que, gradualmente, no decorrer dos primeiros meses e anos de vida, terá avançado, da dependência e da necessidade de ser cuidada, para a independência. É freqüente a criança obter em suas relações e na escola o que lhe faltou no próprio lar". (Winnicott, 1994, p. 121)

Por essas razões, o comportamento agressivo das crianças é visto por Winnicott como uma forma de comunicação da realidade interior dessas crianças, que agem desse modo na tentativa de buscar um controle externo, e assim experienciar o sentimento de segurança que lhe faltou no lar.

"A criança anti-social está simplesmente olhando um pouco mais longe, recorrendo à sociedade em vez de recorrer à família ou à escola para lhe fornecer a estabilidade de que necessita a fim de transpor os primeiros e essenciais estágios de seu desenvolvimento emocional. (...)

A criança normal, ajudada nos estágios iniciais pelo seu próprio lar, desenvolve a capacidade para controlar-se. Desenvolve o que é denominado, por vezes, 'ambiente interno', com uma tendência para descobrir um bom meio. A criança anti-social, doente, não tendo tido a oportunidade de criar um bom 'ambiente interno', necessita absolutamente de um controle externo se quiser ser feliz e capaz de brincar ou trabalhar". (Winnicott, 1994, p. 121-123)

Nesse entendimento, a tendência anti-social é atribuída à insuficiência das relações vivenciadas pela criança tanto na família como nos demais espaços sociais no que se refere ao oferecimento do sentimento de segurança e internalização da capacidade de controlar o próprio comportamento. Desse modo, Winnicott caracteriza tendência anti-social como:

"A tendência anti-social caracteriza-se por um elemento nela que compele o meio ambiente a ser importante. O paciente, através de pulsões inconscientes, compele a alguém a encarregar-se de cuidar dele". (Winnicott, 1994, p. 130)

Essa definição é extremamente desafiadora e, quando considerada pertinente, obriga as instituições sociais responsáveis pelas crianças a se preocuparem com o tipo de experiências que oferecem a elas. Além disso, a etiologia da delinqüência passa a considerar fatores externos as características pessoais do indivíduo, implicando toda a sociedade nas ações de prevenção e controle da delinqüência.

Voltamos, então, nosso olhar para as relações entre as crianças e os seus responsáveis para explicitar melhor como Winnicott acredita que devam ser essas relações para que possam favorecer o desenvolvimento saudável.

"De fato, é a partir das coisas aparentemente pequenas que ocorrem no lar e em torno dele que a criança tece tudo o que uma imaginação fértil pode tecer. O vasto mundo é um excelente lugar para os adultos buscarem uma fuga para o tédio mas, geralmente, as crianças não sabem o que seja o tédio e podem ter todos os sentimentos de que são capazes entre as quatro paredes de seu quarto, em sua própria casa, ou apenas a alguns minutos da porta da rua. O mundo será mais importante e satisfatório se for crescendo, para cada indivíduo, a partir da porta de casa, ou do quintal dos fundos. (...) Sim, a imaginação de uma criança pode encontrar amplo campo de atividade no pequeno mundo de seu próprio lar e da rua em frente; e, de fato, é a segurança real propiciada pelo lar que libera a criança para brincar e desfrutar de outras maneiras de sua habilidade para enriquecer o mundo saído de sua própria cabeça". (Winnicott, 1994, p. 54)

Essa passagem ressalta a importância do ambiente familiar como primeiro cenário para manifestação de todos os sentimentos que as crianças possuem. Essa função exige que esse ambiente consiga oferecer um sentimento de segurança que possibilite à criança se manifestar de modo espontâneo sem medo de ser rejeitada. Somente quando se sente aceita e segura é que a criança consegue experimentar suas outras habilidades de imaginação e criação e assim ampliar seu conhecimento do mundo e de si mesma.

"O que acontece quando uma criança começa a sentir-se livre, livre para pensar no que gosta, para brincar do que lhe vier à cabeça, para encontrar as partes perdidas de sua personalidade? Por certo, ela também começa a agir livremente, descobrir impulsos que tinham permanecido adormecidos enquanto ela esteve ausente, e a manifestá-los". (Winnicott, 1994, p. 55)

Ao descobrir tais impulsos a criança vai testar seus cuidadores, podendo até mesmo detestá-los. Essas atitudes são importantes para seu processo de desenvolvimento.

"Poderei dizer que, para que uma criança possa descobrir a parte mais profunda de sua natureza, alguém terá que ser desafiado e até, por vezes, detestado; e quem, senão os próprios pais, poderá ser detestado sem haver o perigo de um rompimento completo do relacionamento?" (Winnicott, 1994, p. 56)

As relações entre as crianças e seus cuidadores, portanto, são permeadas por sentimentos de ódio e amor. Os cuidadores têm a função de dar suporte às crianças, agüentando as tentativas de destruição, sem deixar de amá-las. Para tanto:

> "Os pais terão que ser capazes de mostrar força e firmeza em suas atitudes para com os filhos, e também compreensão e amor". (Winnicott, 1994, p. 57)

Somente se o bebê receber cuidados satisfatórios durante seus primeiros meses de vida a criança poderá experimentar um sentimento de onipotência que lhe permitirá sair de seu próprio mundo e se encontrar com o mundo exterior. Então, desde os primeiros dias os cuidadores devem estar comprometidos com sua função de suprir todas as necessidades da criança, que somente a partir dessas experiências será capaz de se tornar também um ser humano e agir no mundo. Nas palavras de Winnicott:

> "Toda criança precisa tornar-se capaz de criar o mundo (a técnica adaptativa da mãe faz com que isso seja sentido como um fato), caso contrário o mundo não terá significado. Todo bebê precisa ter suficiente experiência de onipotência para tornar-se capaz de ceder a onipotência à realidade externa ou a um princípio-Deus". (Winnicott, 1994, p. 116)

Todas essas considerações atribuem um grande valor à tarefa de educar uma criança, assim como excluem qualquer visão romântica sobre o relacionamento com as crianças ao evidenciar o quanto os adultos são responsáveis e o quanto devem se envolver nessa atividade. Por essa razão, Winnicott adverte:

> "Se vocês querem uma vida tranqüila, recomendo ou que não tenham filhos (já que terão que lidar consigo mesmos, o que poderá ser mais do que suficiente) ou então que mergulhem de cabeça, logo de início, quando o que vocês fizerem poderá (com sorte) ter o efeito de levar esses indivíduos a superarem a fase de impostura antes de chegarem à idade de enfrentar o princípio de realidade e o fato de que a onipotência é subjetiva. Não só a onipotência é subjetiva como, enquanto fenômeno subjetivo, é uma expe-

riência real — quer dizer, no princípio, quando tudo está correndo bastante bem". (Winnicott, 1994, p. 117)

Outras reflexões de Winnicott sobre a agressividade evidenciam melhor a importância do ambiente social em que a criança vive. Em 1948, Winnicott, apesar de fazer restrições à utilidade de um resumo, expôs alguns dos pilares de seu pensamento sobre a agressividade:

"a) Neste congresso o ponto importante a ser apresentado é o de que os problemas do mundo não se devem à agressividade do homem, mas à agressividade reprimida no homem individual.

b) Como conseqüência disso, o remédio não é a educação das crianças em termos de manejar e controlar sua agressividade, mas oferecer ao maior número de bebês e crianças condições (de ambiente emocional) tão estáveis e confiáveis que eles possam, cada um deles, vir a conhecer e a tolerar como parte de si mesmos o conjunto total de sua agressividade (o ávido amor primitivo, a destrutividade, a capacidade de odiar etc.).

c) Tornar os seres humanos (bebês, crianças ou adultos) capazes de tolerar e aceitar sua própria agressividade, respeitar a culpa e a depressão e reconhecer plenamente as tendências de reparação quando elas existem.

d) Também é importante afirmar claramente que, na questão da agressividade e de sua origem no desenvolvimento humano, ainda existe uma grande quantidade de coisas que não se sabe". (Winnicott, 1990, p. 10)

Após esse primeiro resumo, em 1964, Winnicott, ao tratar mais especificamente das raízes da agressão, nos permite compreender melhor as idéias desses primeiros pilares.

A idéia da agressividade como uma tendência humana que deve ser reconhecida e tolerada para poder ser convertida em atividades construtivas tem sua origem na seguinte constatação:

"Em resumo, a agressão tem dois significados. Por um lado, constitui direta ou indiretamente uma reação à frustração. Por outro lado, é uma das muitas fontes de energia de um indivíduo". (Winnicott, 1994, p. 97)

A compreensão dessas duas raízes da agressão nos leva novamente a refletir sobre a origem desse comportamento no desenvolvimento da criança, no momento em que podemos identificá-la como impulso para ação, assim como nos coloca novamente a importância de encontrarmos estratégias de manifestar de modo seguro a agressividade resultante da frustração. A defesa da existência dos impulsos agressivos em todas as pessoas fica explícita nos seguintes posicionamentos de Winnicott:

> "Às vezes, a agressão se manifesta plenamente e se consome, ou precisa de alguém para enfrentá-la e fazer algo que impeça os danos que ela poderia causar. Outras vezes os impulsos agressivos não se manifestam abertamente, mas aparecem sob a forma de algum tipo de oposto.
> (...) Quero dizer que existem certas características na natureza humana que se podem *encontrar em todas as crianças* e em todas as pessoas de qualquer idade; (...) As aparências podem variar, mas existem denominadores comuns nos problemas humanos. Pode ser que uma criança tenda para a agressividade e outra dificilmente revele qualquer sintoma de agressividade, desde o princípio, embora ambas tenham o mesmo problema. Acontece simplesmente que essas crianças estão lidando de maneiras distintas com suas cargas de impulsos agressivos". (Winnicott, 1994, p. 97)

Esse entendimento da agressividade evidencia a importância dessa tendência como forma de comunicação de uma insatisfação, podendo essa função nos dar pistas de como a criança e as pessoas estão se sentindo e ao mesmo tempo atribui ao controle da agressividade a função de fonte de energia para as atividades de jogos, brincadeiras e trabalho. Somente quando a criança e as demais pessoas conseguem sentir minimamente um equilíbrio entre sua realidade interior e a realidade externa é que conseguem se sentir aptas para realizar atividades que lhes proporcionem algum tipo de satisfação. O controle dessa realidade interior e, por conseqüência, do próprio comportamento vai sendo adquirido pela criança por meio das experiências relacionais com seus cuidadores. Resgatemos então o percurso da agressividade no processo de desenvolvimento, para melhor compreender como pode cumprir sua dupla função.

"Se tentarmos observar o início da agressividade num indivíduo, o que encontraremos é o fato de um movimento do bebê (...) Uma parte da criança movimenta-se e, ao mover-se, dá de encontro com algo. Um observador poderia chamar a isso uma pancada ou um pontapé, mas a substância dessas pancadas e pontapés está faltando porque o bebê (antes de nascer ou recém-nascido) ainda não se converteu numa pessoa que possa ter uma razão clara para uma ação.

Por conseguinte, existe em toda criança essa tendência para movimentar-se e obter alguma espécie de prazer muscular no movimento, lucrando com a experiência de mover-se e dar de encontro com alguma coisa. Acompanhando essa característica, poderíamos descrever o desenvolvimento de uma criança anotando a progressão desde um simples movimento até as ações que exprimem raiva ou os estados que denunciam ódio e controle do ódio. Poderíamos continuar descrevendo a maneira como a pancada casual converte-se em machucar com a intenção de machucar e, ao lado disso, poderemos encontrar uma proteção do objeto que é simultaneamente amado e odiado. Além disso, poderemos definir a organização das idéias e impulsos destruidores numa criança como um padrão de comportamento; e no desenvolvimento sadio, tudo isso pode mostrar a maneira como as idéias destrutivas, conscientes ou inconscientes, e as reações a tais idéias, aparecem nos sonhos e brincadeiras da criança, e também na agressão dirigida contra aquilo que é aceito no meio imediato da criança como merecedor de destruição.

Podemos compreender que essas primeiras pancadas infantis levam a uma descoberta do mundo que não é o eu da criança e ao começo de uma relação com objetos externos. O que logo será comportamento agressivo não passa, portanto, no início, de um simples impulso que leva a um movimento e aos primeiros passos de uma exploração. A agressão está sempre ligada, dessa maneira, ao estabelecimento de uma distinção entre o que é e o que não é o eu". (Winnicott, 1994, p. 98)

Essa compreensão e identificação da agressividade com as atividades motoras de exploração do mundo já evidenciam a importância desse comportamento na construção da identidade e por conseqüência no reconhecimento da alteridade. Ao agir de modo agressivo simplesmente para explorar um objeto, a criança começa um processo de diferenciação entre ela e o mundo exterior. Com o início da capacidade simbólica, a criança pode prescindir da realização concreta da destruição e se sentir aliviada com suas fantasias destrutivas, conseguindo através dos sonhos e das brincadeiras dar vazão a sua agressividade.

> "Outra alternativa mais madura para o comportamento agressivo é a criança sonhar. Nos sonhos, a destruição e o assassínio são experimentados em fantasia e essa atividade onírica está associada a um determinado grau de excitação no corpo; é uma experiência concreta e não apenas um exercício intelectual. A criança que consegue controlar os sonhos está ficando apta para qualquer tipo de brincar, sozinha ou com outras crianças. (...)
>
> Falei no brincar, que se aproxima da fantasia e do reservatório total do que poderia ser sonhado, e das camadas profundas — as mais profundas de todas — do inconsciente. Pode-se facilmente entender o quanto é importante, num desenvolvimento sadio, o papel da aceitação dos símbolos pela criança. Uma coisa 'sustenta' a outra, e a conseqüência é um enorme alívio em relação aos crus e incômodos conflitos pertinentes à verdade pura.
>
> (...) A aceitação dos símbolos (...) dá condições para as experiências de vida da criança. Por exemplo, quando um bebê adota muito cedo algum objeto especial para acariciar, este representa tanto a criança quanto a mãe. Constitui, assim, um símbolo de união, como o polegar que o bebê chupa; e o próprio símbolo pode ser atacado, e também muito mais apreciado do que todas as coisas que a criança venha a possuir mais tarde.
>
> O brincar, baseado como é na aceitação de símbolos, contém possibilidades infinitas. Torna a criança capaz de experimentar tudo o que se encontra *em sua íntima realidade psíquica* pessoal, que é a base do sentimento de identidade em desenvolvimento. Tanto haverá agressividade como amor". (Winnicott, 1994, p. 99-100)

A realização de atividades concretas será apontada por Winnicott como outra alternativa para a capacidade destrutiva da criança, podendo, no seu ponto de vista, ser tida como um sinal do desenvolvimento saudável.

> "Na criança em processo de amadurecimento surge outra alternativa muito importante à destruição. É a *construção*. Tentei descrever um pouco da

maneira complexa como, em condições ambientais favoráveis, um impulso construtivo está relacionado com a aceitação pessoal, por parte da criança, da responsabilidade pelo aspecto destrutivo de sua natureza. Um dos mais importantes sinais de saúde é o surgimento e a manutenção, na criança, do brincar construtivo. Trata-se de algo que não pode ser implantado como não pode ser implantada, por exemplo, a confiança. Aparece com o tempo, como resultado da totalidade das experiências de vida da criança no ambiente, proporcionadas pelos pais ou pelos que atuam como pais". (Winnicott, 1994, p. 100)

Nessa passagem vê-se novamente a responsabilidade dos cuidadores em conseguir proporcionar condições adequadas para que a criança consiga lidar com sua capacidade destrutiva e canalizá-la para atividades construtivas. Winnicott vai destacar a importância da atitude daquele que cuida da criança como um fator importante no provimento de cuidados adequados nas seguintes passagens:

"A grande maioria das crianças recebe cuidados suficientes, nas primeiras fases, para que se realize um determinado grau de integração na personalidade, e o perigo de uma irrupção maciça de destrutividade inteiramente vazia de sentido torna-se improvável. A título de prevenção, o mais importante é reconhecermos o papel desempenhado pelos pais na facilitação dos processos de maturação de cada criança, no decurso da vida familiar, e, em especial, podemos aprender a avaliar o papel da mãe nos primeiros tempos, quando a relação do bebê com a mãe se transforma de relação puramente física em uma relação onde o bebê toma contato com a atitude da mãe, e o puramente físico começa a ser enriquecido e complicado por fatores emocionais.

Ao acompanhar a criança, com sensibilidade, através dessa fase vital do início do desenvolvimento, a mãe estará dando tempo ao filho para adquirir todas as formas de lidar com o choque de reconhecer a existência de um mundo situado fora do seu controle mágico. Dando-se tempo para os processos de maturação, a criança se tornará capaz de ser destrutiva e de odiar, de agredir e gritar, em vez de aniquilar magicamente o mundo. Dessa maneira a agressão concreta é uma realização positiva. Em comparação com a destruição mágica, as idéias e o comportamento agressivo adquirem valor positivo e o ódio converte-se num sinal de civilização, quando se tem em mente todo o processo do desenvolvimento emocional do indivíduo, e especialmente suas primeiras fases". (Winnicott, 1994, p. 102)

Essa positividade do comportamento agressivo como forma de a criança iniciar sua relação com o mundo e conseguir lidar com a realidade interna reforça a importância da agressividade no desenvolvimento psíquico saudável e nos faz voltar a sua segunda função: servir como fonte de energia do indivíduo. Conforme Winnicott (1994):

"É um problema constante de crianças e adultos encontrar formas seguras de eliminar a maldade. Muita coisa é dramatizada e resolvida (falsamente) através dos cuidados em torno da eliminação de elementos físicos provenientes do corpo. Um outro método é por meio de jogos ou trabalho que envolvam uma ação distinta que possa ser desfrutada com prazer, com a conseqüente eliminação do sentimento de frustração e ofensa: um menino que luta boxe ou chuta bola sente-se melhor com o que está fazendo, em parte porque gosta de agredir e dar pontapés e em parte porque sente inconscientemente (falsamente) que está expulsando a maldade através dos punhos e dos pés.

(...) pode-se perceber que o ódio ou frustração ambiental desperta reações controláveis ou incontroláveis no indivíduo, conforme o montante de tensão que já existe na fantasia inconsciente pessoal do indivíduo.

Em segundo lugar, há o controle da agressão orientada pelo medo, a versão dramatizada de um mundo interno terrível demais. O objetivo dessa agressão é encontrar o controle e forçá-lo a funcionar. É tarefa do adulto impedir que essa agressão fuja ao controle, proporcionando uma autoridade confiante, dentro de cujos limites um certo grau de maldade pode ser dramatizado e usufruído sem perigo. A retirada gradual dessa autoridade é uma parte importante do lidar com adolescentes, e os meninos e meninas adolescentes podem ser agrupados segundo sua capacidade para tolerar a retirada da autoridade imposta.

É tarefa de pais e professores cuidar para que as crianças nunca se vejam diante de uma autoridade tão fraca a ponto de ficarem livres de qualquer controle ou, por medo, assumirem elas próprias a autoridade. A assunção de autoridade provocada por ansiedade significa ditadura, e aqueles que tiveram a experiência de deixar as crianças controlarem seus próprios destinos sabem que o adulto tranqüilo é menos cruel, enquanto autoridade, do que uma criança poderá se tornar se for sobrecarregada com responsabilidades.

Em terceiro lugar (e nesse caso o sexo faz diferença) há o controle da agressividade madura, aquela que se observa nitidamente em meninos adolescentes e que, em grande medida, motiva a competição dos adolescentes em jogos e no trabalho". (Winnicott, 1994, p. 94-95)

Após essa apresentação das possibilidades de manifestação da agressividade, apresentamos as idéias de Winnicott que sustentam sua contrariedade quanto às atitudes sentimentalistas diante da agressividade e do modo como devemos lidar com os impulsos destrutivos das crianças.

"Finalmente, toda agressão que não é negada, e pela qual pode ser aceita a responsabilidade pessoal, é aproveitável para dar força ao trabalho de reparação e restituição. Por trás de todo jogo, trabalho e arte está o remorso inconsciente pelo dano causado na fantasia inconsciente, e um desejo inconsciente de começar a corrigir as coisas.

O sentimentalismo contém uma negação inconsciente da destrutividade subjacente à construção. É devastador para a criança em desenvolvimento e pode acabar por fazer com que ela tenha de mostrar de forma direta a destrutividade que, num meio menos sentimentalista, ela teria podido comunicar indiretamente, mostrando desejo de construir.

É parcialmente falso afirmar que 'devemos dar oportunidade para a expressão criativa, se quisermos neutralizar os impulsos destrutivos da criança'. O que se faz necessário é uma atitude não-sentimentalista em relação a todas as produções, o que significa a apreciação não tanto do talento como da luta que há por trás de qualquer realização, por menor que seja. Pois com exceção do amor sensual, nenhuma manifestação de amor é sentida como valiosa se não implicar agressão reconhecida e controlada.

Só se soubermos que a criança quer derrubar a torre de cubos, será importante para ela vermos que sabe construí-la". (Winnicott, 1994, p. 96)

Além das alternativas apresentadas anteriormente, Winnicott (1994) adverte que o funcionamento psíquico pode ser afetado quando a pessoa não consegue assumir a responsabilidade pelos seus impulsos agressivos.

Conforme sua posição, quando alguém acumula forças que possibilitam a tolerância a sua destrutividade, essas são objetivadas na reparação. Entretanto, se ocorre, por algum motivo, o bloqueio da reparação, a pessoa torna-se parcialmente incapaz de assumir a responsabilidade por seus impulsos destrutivos, o que, clinicamente, configura a depressão, ou, então, busca externamente um responsável por sua destrutividade, através do mecanismo de projeção. Para Winnicott, uma pessoa será tanto mais saudável quanto menos utilizar esse mecanismo, ou seja, quanto mais se reconhecer de forma integrada, assumindo a responsabilidade por seus impulsos agressivos.

> "Poderão ver na reparação de alguém que essa pessoa está acumulando uma força do eu que possibilita a tolerância da destrutividade pertencente à própria natureza dela. Digamos que, de algum modo, bloqueia-se a reparação; nesse caso, em certa medida, essa pessoa torna-se incapaz de assumir a responsabilidade por seus impulsos destrutivos e o resultado, clinicamente, é a depressão, ou então a busca de alívio pela descoberta da destrutividade em outro lugar, ou seja, através do mecanismo de projeção". (Winnicott, 1994, p. 149-150)

Com essas reflexões de Winnicott sobre a agressividade põem-se em questão vários conceitos relativos à criança, à infância e à educação. Olhar para a expressão da agressividade como um comportamento saudável tem várias implicações práticas na educação das crianças, colocando como exigências posturas que não podem ser descritas objetivamente. Entretanto, podemos nos debruçar sobre os aspectos da dimensão relacional entre as crianças e seus cuidadores para buscar compreender como estes últimos podem ajudá-las a se desenvolver de modo saudável. Apresentamos em seguida reflexões sobre alguns temas que podem nos ajudar a compreender melhor as manifestações da agressividade.

1. Conceito de desenvolvimento

Compartilhamos do conceito de desenvolvimento explicitado por Valsiner (1989a), um dos estudiosos da abordagem sociocultural construtivista. Conforme esse autor, o desenvolvimento dos seres humanos é um processo extremamente dinâmico que pode ser percebido na transformação estrutural que a pessoa vive em sua interação com o ambiente sócio-histórico-cultural, do qual também faz parte, configurando-se assim como um processo social (Valsiner, 1989a).

A partir dessa visão, o que se coloca como tema central é o entendimento da relação do indivíduo com o ambiente, pois é a partir dessa relação que podemos compreender a trajetória pessoal de mudanças vividas por uma pessoa durante seu processo de desenvolvimento. A compreensão de como a criança se desenvolve e como as interações com o ambiente e com as outras pessoas são imprescindíveis para esse desenvolvimento passa pelo entendimento do conceito de internalização. A importância desse conceito se afigura central na abordagem sociocultural construtivista, tendo em vista uma concepção de desenvolvimento que é, antes de tudo, funcional e inter-relacional, ou seja, de caráter sistêmico (Branco, 1998). Em termos gerais, internalização se refere ao processo por meio do qual sugestões ou conteúdos externos ao indivíduo apresentados por um "outro social" são trazidos para o domínio intrapsicológico relativo aos processos de pensar e sentir, passando a incorporar-se à subjetividade do indivíduo. Este "outro" podem ser pessoas, instituições sociais, ou mesmo instrumentos mediados culturalmente (Holland e Valsiner, 1988).

Para discorrer sobre o conceito de cultura e de transmissão cultural, Valsiner (1994, 1997) lança mão do conceito de cultura coletiva com o objetivo de contemplar a dimensão dialética que sua visão de desenvolvimento busca expressar. Entendida como o conjunto dos significados e normas coletivamente compartilhados pelo grupo social ao qual o indivíduo pertence, a noção de cultura não se torna autônoma em relação aos indivíduos que a produzem e a transformam, ao mesmo tempo que ela não se reduz a uma soma aditiva de culturas pessoais. Isso implica, por parte do indivíduo, um processo permanente de internalização de valores, crenças, hábitos e informações que são processados ativamente, formando sua cultura pessoal, singular. Por outro lado, esse mesmo indivíduo externaliza esses materiais pessoalmente transformados, introduzindo na cultura coletiva novos elementos. Esses novos elementos, e a dimensão transformacional que eles potencialmente carregam, têm sua efetivação de certa forma condicionada a aspectos temporais, institucionais e contextuais que atuam como mediadores da transformação cultural.

Nessa perspectiva acentua-se o pressuposto das origens sociais da ontogênese psicológica humana. O homem é visto como um ser eminentemente social, a cultura é o meio e não uma "variável independente" (Cole, 1992) no processo de desenvolvimento. Fogel (1993) considera a cultura não só como um sistema de crenças, tabus e costumes, mas também como o conjunto de ferramentas, meios de comunicação, mensagens e crenças que medeiam todas as nossas experiências relacionais. Nessa visão de cultura há um lugar de destaque para as instituições sociais, especialmente a família, pois é o primeiro contexto cultural de troca para as crianças. Ao lado da família, as instituições educativas também são tidas como especiais, porque complementam a educação familiar.

Foram essas noções sobre desenvolvimento humano e cultura que nos fizeram estar ainda mais atentos ao período inicial de vida das pessoas, pois nessa fase a troca com o ambiente social é crucial para a sobrevivência. Somente por meio dos cuidados e auxílios de outras pessoas é que os bebês e as crianças pequenas conseguem satisfazer tanto suas necessidades fisiológicas quanto psicológicas e sociais. Entretanto, sabemos que apesar dessa evidente precariedade no que diz respeito aos comportamentos necessários para continuar vivo, os bebês e as crianças mobilizam e modificam, à sua maneira, a vida daqueles que os rodeiam, bem como a forma de funcionamento dos ambientes que compartilham. Além disso, é nesse período inicial, a que estamos chamando primeira infância, que as crianças adquirem as capacidades de andar, pensar e se comunicar, que lhes possibilitam compartilhar mais intensamente das atividades especificamente humanas. Compreender melhor como ocorrem esses ganhos e como as instituições encarregadas de cuidar das crianças asseguram a imposição de limites e regras de convivência são questões que nos interessaram, e que consideramos estarem presentes nos processos de emergência e manifestação de comportamentos agressivos.

2. Desenvolvimento psicológico na primeira infância

Tendo em perspectiva nosso objeto de estudo e sua dimensão social, escolhemos apoiar nosso trabalho nas reflexões teóricas de investigadores que consideram a influência de forças sociais sobre o desenvolvimento psicológico. Nesse sentido consideramos significativo apresentar as contribuições de Vygotsky, Wallon (1971, 1975) e de Erikson (1971).

Vygotsky apresenta contribuições de extrema relevância ao entendimento da primeira infância. Quando Vygotsky escreve sobre as raízes genéticas do pensamento e da linguagem, sugere a existência de quatro estágios durante o desenvolvimento das operações mentais que envolvem o uso de signos. O primeiro denominado "estágio natural ou primitivo" corresponde à fala pré-intelectual (que se manifesta na forma de balbucio, choro e riso) e ao pensamento pré-verbal, que se caracteriza por manifestações intelectuais rudimentares, ligadas à manipulação de instrumentos. No segundo estágio ou "das experiências psicológicas ingênuas", a criança interage com seu próprio corpo, com objetos e pessoas a sua volta, buscando aplicar essas experiências ao uso de instrumentos. Esses exercícios demonstram o início da inteligência prática. Em termos de desenvolvimento lingüístico, este período manifesta-se pelo uso correto das formas e estruturas gramaticais, antes mesmo que a criança tenha entendido suas respectivas representações lógicas. Em outras palavras, ela domina a sintaxe da fala antes de dominar a sintaxe do pensamento. À medida que essas experiências ingênuas vão se acumulando, a criança passa para o terceiro estágio, identificado como "estágio dos signos exteriores". Nele, o pensamento atua basicamente com operações externas, das quais a criança se apropria para resolver problemas internos. É o estágio em que ela, por exemplo, efetua cálculos aritméticos simples usando signos como os dedos ou objetos, recorre a auxiliares mnemônicos etc. No desenvolvimento da fala, este período corresponde à fala egocêntrica. O quarto e último estágio é denominado de "crescimento interior" e se caracteriza pela interiorização das operações externas. A criança dispõe, agora, da "memória-lógica", isto é, ela pode operar com relações intrínsecas e signos interiores. Com relação ao desenvolvimento da linguagem, este é o estágio final e se define pela fala interior ou silenciosa. Mesmo com a interiorização do pensamento e da linguagem, continua a existir uma constante interação entre as operações internas e externas. A influência registrada entre essas duas formas é mútua, não havendo divisão clara entre o comportamento externo e interno. É importante destacar que, para Vygotsky, esses estágios de desenvolvimento cognitivo não possuem caráter universal. Reconhecendo a imensa diversidade nas condições histórico-sociais em que as crianças vivem, ele acredita que as oportunidades abertas para cada uma delas são muitas e variadas, enfatizando, mais uma vez, a relevância do social na formação do pensamento. Por essa razão, em sua teoria, não se pode falar em uma sucessão rígida de estágios, mas sim em coexistência de fases a depender das condições anteriormente referidas. Concebendo o desenvolvimento das formas superiores de comportamento estreitamente vinculado ao desenvolvimento sócio-histórico do homem, Vygotsky opera a objetivação dos processos psicológicos, analisando-os a partir de condições reais de vida do sujeito, ou seja, a partir de uma base material (Oliveira, 1993; Palangana, 1994).

Wallon (1971, 1975, 1989) admite o organismo como condição primeira do pensamento, pois toda a função psíquica supõe um componente orgânico. No entanto, considera que não é condição suficiente, pois o objeto de ação mental vem do ambiente no qual o sujeito está inserido, ou seja, de fora. Considera que o homem é determinado fisiologicamente e socialmente, sujeito às disposições internas e às situações exteriores. Esse autor realiza um estudo que é centrado na criança contextualizada, em que o ritmo no qual se sucedem as etapas do desenvolvimento é descontínuo, marcado por rupturas, retrocessos e reviravoltas que provocam em cada etapa profundas mudanças. Para ele, a atividade do homem é inconcebível sem o meio social; porém as sociedades não poderiam existir sem indivíduos que possuam aptidões como a da linguagem que pressupõe uma conformação determinada do cérebro, haja vista que certas perturbações de sua integridade privam o indivíduo da palavra. Vemos então que para ele não é possível dissociar o biológico do social no homem. Esta é uma das características básicas da sua teoria do desenvolvimento psicológico.

Na teoria de Wallon, a passagem de um estágio para outro não se dá linearmente, por ampliação, mas por reformulação, instalando-se no momento da passagem de uma etapa a outra, crises que afetam a conduta da criança. Os conflitos, propulsores do desenvolvimento, que se instalam nesse processo podem ser de origem exógena, quando resultantes dos desencontros entre as ações da criança e o ambiente exterior, estruturado pelos adultos e pela cultura; ou de origem endógena, quando gerados pelos efeitos da maturação nervosa (Galvão, 1995).

Wallon (1975) propõe um modelo de desenvolvimento que compreende cinco estágios. A seqüência destes estágios cobre o período que vai do nascimento até a adolescência, e se organiza a partir do princípio de alternância funcional. Segundo este princípio, cada estágio apresenta uma predominância afetiva ou cognitiva que se alterna desde o início do desenvolvimento. Os estágios de predominância afetiva são marcados pela estruturação e reestruturação da personalidade; os de predominância cognitiva se caracterizam pelo desenvolvimento de novas habilidades de percepção e organização do real. Cada estágio que se inicia se beneficia das conquistas realizadas pelo estágio anterior. Neste sentido, as novas aquisições realizadas no campo cognitivo fomentam transformações na esfera da construção do Eu, que, por sua vez, possibilitam ao sujeito se relacionar de forma mais elaborada com a realidade objetiva.

O primeiro estágio — *Impulsivo-emocional* — recobre o primeiro ano de vida e é marcado pela intensa expressividade emocional associada à precariedade e imperícia motora própria do recém-nascido. A predominância da afetividade típica deste estágio se manifesta nos movimentos involuntários da musculatura lisa e das reações emocionais decorrentes dos estímulos internos e externos. A vida emocional da criança neste período fixa para ela importantes elementos de diferenciação entre o "Eu" e o "não-Eu", funcionando, neste sentido, como um primeiro passo na construção da personalidade.

O estágio seguinte — *Sensório-motor e projetivo* —, que vai até os três anos de idade, é marcado pelo progressivo domínio motor possibilitado pelos progressos da maturação neurológica. A aquisição da marcha e da preensão permite à criança maior autonomia na manipulação de objetos e na exploração dos espaços. Também, nesse estágio, ocorre o desenvolvimento da função simbólica e da linguagem. O termo projetivo refere-se ao fato de a ação do pensamento precisar dos gestos para se exteriorizar. O ato mental "projeta-se" em atos motores. Como diz Dantas (1992), para Wallon, o ato mental se desenvolve a partir do ato motor.

O terceiro estágio — *Personalismo* — recobre o período que vai dos três aos seis anos de idade. Nesse estágio, desenvolve-se a construção da consciência de si mediante as interações sociais, reorientando o interesse das crianças pelas pessoas. O caráter predominantemente afetivo deste estágio se expressa na atitude de oposição e rebeldia manifestada pela criança no esforço de construção de um Eu psicológico incipiente.

Erikson (1971), assim como Wallon, reconhece a importância e influência do ambiente social e dos fatores históricos e culturais no desenvolvimento da personalidade. Coloca em relevo o surgimento gradativo de um senso de identidade; e apesar de registrar a importância dos anos iniciais, defende que a identidade não está totalmente formada no final da adolescência e que a personalidade continua a se desenvolver ao longo do ciclo vital. Apesar de propor etapas do desenvolvimento (estágios psicossociais), acredita que eventos ocorridos em estágios posteriores podem levar à superação de experiências infantis negativas, contribuindo para o estabelecimento da identidade. Além disso, acredita que é possível influenciar e dirigir conscientemente o desenvolvimento em cada estágio.

A teoria de Erikson (1971) organiza-se a partir do princípio epigenético, ou seja, a progressão no desenvolvimento ocorre a partir de um sistema básico, em que todos os aspectos da personalidade dependem do desenvolvimento adequado na seqüência apropriada e cada um existe de alguma forma, antes de alcançar seu momento crítico.

Ao primeiro estágio, ou idade, Erikson denomina *Confiança Básica versus Desconfiança*. Nesse período, referente ao primeiro ano de vida, se a mãe (ou cuidador primário) oferece satisfação em relação às necessidades físicas e emocionais básicas, o bebê desenvolve um senso de confiança básica no outro e no *self*. Esse sentimento de confiança está relacionado com a persistência, continuidade e uniformidade da experiência de cuidado, que proporciona um sentimento primitivo de identidade do ego. Sentimento esse que futuramente combinará o sentimento de ser "aceitável", por ser ela mesma, e de se transformar naquilo que os demais acreditam que chegará a ser. Erikson enfatiza que: "a soma de confiança derivada das primeiras experiências infantis não parece depender das quantidades de alimentos ou de demonstrações de amor, mas da qualidade da relação materna". E que:

> "Os pais não se devem limitar a métodos fixos de orientar por meio da proibição e da permissão; devem também ser capazes de afirmar à criança uma convicção profunda, quase somática, de que tudo o que fazem tem um significado. Enfim, as crianças não ficam neuróticas por causa das frustrações, mas da falta ou da perda de significado social nessas frustrações". (Erikson, 1971, p. 229)

O segundo estágio, denominado *Autonomia versus Vergonha e Dúvida*, corresponde ao período de dois a três anos de idade. Nessa fase, as trocas com o ambiente ocorrem basicamente por meio de duas ordens de modalidades sociais: agarrar (retenção) e soltar (eliminação). Nessa idade a criança sente necessidade de testar os limites e explorar; se a dependência é estimulada, a autonomia da criança é inibida. Por essa razão, o controle externo deve ser firmemente tranqüilizador. A criança deve sentir que, apesar de suas mudanças repentinas de atitude, não terá sua existência ameaçada, para isso seu meio ambiente deve tanto encorajá-la a se manter sobre seus próprios pés, como protegê-la contra as experiências arbitrárias e esporádicas de se envergonhar e sentir-se em dúvida precocemente. Quando isso não ocorre, ou seja, quando a criança não tem uma experiência gradual e bem orientada da autonomia da livre escolha, ela pode voltar contra si todo seu anseio de discriminar e manipular, o que acarreta o desenvolvimento de uma consciência precoce. Conforme Erikson (1971):

> "Esta etapa, portanto, passa a ser decisiva para a proporção de amor e ódio, cooperação e voluntariedade, liberdade de auto-expressão e sua supressão. De um sentimento de autocontrole sem perda da auto-estima resulta um sentimento constante de boa vontade e orgulho; de um sentimento de perda

do autocontrole e de supercontrole exterior resulta uma propensão duradoura para a dúvida e a vergonha". (Erikson, 1971, p. 233-234)

Ao estágio que corresponde ao período de três a cinco anos de idade, Erikson (1971) denominou *Iniciativa versus Culpa*. Ao iniciar sua descrição, o autor nos lembra de que em cada uma dessas etapas a criança apresenta um novo milagre de desabrochamento vigoroso que constitui uma nova esperança e uma nova responsabilidade para todos. Diz ainda que esse é o sentido e qualidade intrínseca da iniciativa, que acrescenta à autonomia a capacidade de empreender, de planejar, de "atacar" uma tarefa pelo gosto de estar em atividade, em movimento. As relações com o ambiente pautam-se na ordem da modalidade social de "conquistar", as crianças passam a ter prazer no ataque e na conquista. Ainda segundo o autor, permanecem nos meninos os modos fálico-intrusivos, e nas meninas os modos de "armar o laço", nas formas mais agressivas de arrebatar ou na mais moderada de se fazer cativante e atrativa.

De posse do novo poder locomotor e mental, a criança pode sentir-se culpada em relação aos objetivos visados e aos atos iniciados em função dessas habilidades, sendo esse o perigo dessa etapa. Pois quando isso ocorre, os atos de manipulação e coação agressivos logo ultrapassam a capacidade executiva do organismo e da mente, e obrigam, portanto, a uma contenção energética da iniciativa planejada. Conforme Erikson (1971):

"A sexualidade infantil e o tabu do incesto, o complexo de castração e o superego, unem-se aqui para causar aquela crise especificamente humana durante a qual a criança deve renunciar a uma ligação exclusiva, pré-genital, com seus pais, para iniciar o lento processo de se tornar um genitor, um portador da tradição. Ocorre neste momento a mais sinistra cisão e transformação na central energética emocional, uma cisão entre a glória humana potencial e a destruição total do potencial, pois aqui a criança se divide para sempre interiormente. Os fragmentos instintivos que antes haviam acelerado o desenvolvimento de seu corpo e de sua mente infantis agora se dividem em uma série infantil, que perpetua a exuberância dos potenciais do desenvolvimento e uma série paterna e materna, que sustenta e incrementa a auto-observação, a auto-orientação e a autopunição". (Erikson, 1971, p. 236)

Segundo a visão do autor, a partir dessa fase a criança começa a reconhecer as instituições, funções e papéis que permitem sua participação responsável, graças ao desenvolvimento gradual de um senso de responsabilidade moral. Desse modo, passa a encontrar prazer no manejo de ferramentas, na manipulação de brinquedos e no cuidado de crianças menores. Portanto, ao lado da fixação opressiva de um senso moral que restringe o horizonte do que é permitido, essa etapa possibilita também a determinação da direção para o que é possível concretamente, permitindo relacionar os sonhos das primeiras fases da infância com os objetivos da vida adulta.

3. Reflexões sobre a instituição de educação infantil e o processo de desenvolvimento

Primeiramente devemos assinalar a singularidade das instituições de educação infantil (creche/pré-escola) quando comparadas com as escolas dos demais níveis de ensino, que têm como função principal a instrução. Como visto anteriormente, as crianças atendidas por essas instituições, que possuem entre zero e seis anos de idade, têm necessidades específicas de cuidado, cabendo aos seus responsáveis propiciarem situações que lhes auxiliem a adquirir capacidades motoras (sentar, andar, controlar os esfíncteres), psíquicas (falar, pensar) e sociais (estabelecer relações com os outros — crianças e adultos). Essa ênfase na formação geral da criança exige que as instituições trabalhem na dupla função de cuidar e educar.

As instituições de educação infantil brasileiras, reconhecidas na Constituição Federal de 1988 como um direito das crianças e dever do Estado, passaram a fazer parte do sistema de educação brasileiro, tendo seus objetivos e normas de funcionamento disciplinados pela Lei de Diretrizes e Bases da Educação Nacional (LDBEN) n. 9.394/96. Segundo seu artigo 4º:

"Art. 4º. O dever do estado com a educação escolar pública será efetivado mediante a garantia de:

(...)

IV — atendimento gratuito em creches e pré-escolas às crianças de zero a seis anos de idade".

Na Seção específica dedicada à educação infantil, foram definidas sua finalidade, oferta e forma de avaliação:

"Art. 29. A Educação Infantil, primeira etapa da educação básica, tem como finalidade o desenvolvimento integral da criança de até seis anos de idade, em seus aspectos físicos, psicológico, intelectual e social, complementando a ação da família e da comunidade.

Art. 30. A Educação Infantil será oferecida em:

I — creches, ou entidades equivalentes, para crianças de até três anos de idade;

II — pré-escolas, para crianças de quatro a seis anos de idade.

Art. 31. Na Educação Infantil a avaliação far-se-á mediante acompanhamento e registro do seu desenvolvimento, sem o objetivo de promoção, mesmo para o acesso ao ensino fundamental".

Os estudiosos da área reconhecem que apesar de a legislação ter avançado, aceitando o caráter educativo das instituições de educação infantil e obrigando o Estado a oferecê-la, ainda existem vários problemas no funcionamento cotidiano dessas instituições.

Silva (2002) lembra que na tramitação do projeto da LDBEN houve um intenso debate, com o confronto de forças opostas em torno de princípios e concepções. Desse modo, afirma que o texto final provoca descontentamentos, sendo objeto de críticas e passível de mudanças. Silva afirma, ainda, que a LDBEN está produzindo discussões entre especialistas da área de educação infantil e estudiosos, que demonstram as diferentes leituras, interpretações e análises da legislação, estando entre os pontos de divergência, as ambigüidades presentes na nomenclatura, modo de realização da municipalização do atendimento, indefinição de recursos financeiros e formação para os profissionais da área. A autora aponta como contribuição importante da LDBEN o fato de situar a educação infantil como parte da educação básica, o fato de esse nível de ensino ser concebido como complementar à ação da família e da comunidade, pressupondo articulação entre elas e facultando às instituições infantis a ampliação, diversificação e enriquecimento das experiências das crianças sem pretender substituir a ação da família e da comunidade. Destaca ainda a proibição de qualquer forma de retenção da criança, assegurando seu ingresso direto no ensino fundamental na idade regulamentar. Além disso, em consonância com a política de inclusão, assegura a oferta da educação especial já na educação infantil (artigo 58, § 3°).

Rossetti-Ferreira et al. (1994), ao discorrerem sobre a creche enquanto contexto possível de desenvolvimento, assinalam que o lugar ocupado por essa instituição ainda é objeto de controvérsias devido a duas questões relevantes e conflitantes: a educação de crianças pequenas em ambientes coletivos e a função da maternidade. No que se refere a esta última função, em oposição às concepções de países escandinavos, Austrália, Nova Zelândia, Israel e países ex-socialistas como a Hungria, no Brasil, ainda prevalece a concepção de que o cuidado provido pela mãe no contexto familiar é o único capaz de abastar às crianças pequenas condições adequadas de desenvolvimento. Entretanto, nas últimas décadas, tem havido importantes transformações, resultantes da luta de vários profissionais e associações, inclusive das próprias famílias requerendo do Estado e de Organizações não Governamentais (ONGs) um auxílio de qualidade na educação das crianças pequenas. Um dos maiores ganhos dessas lutas foi a inclusão, na Constituição Nacional de 1988, do atendimento às crianças de zero a seis anos no capítulo da Educação, sendo definido como *um direito da criança, um dever do Estado e uma opção da família*, tirando-lhe assim a conotação meramente assistencial, típica dos momentos anteriores.

A outra questão, colocada pelas autoras, refere-se à indefinição quanto ao papel social e educacional da creche. Essa indefinição influencia tanto as pessoas que nela trabalham, como aquelas que dela se beneficiam. A opção por atuar enquanto "substituta" da mãe, adotada em algumas instituições, mostra-se impossível, e acentua nos pais o medo de que a criança goste mais das educadoras e do novo ambiente. Além disso, induz-se na educadora uma postura crítica em relação às mães e a seu exercício da maternidade. Outra dificuldade reside no pressuposto do modelo tradicional de educação de que o adulto forma a criança por meio das atividades e interações que desenvolve com ela. Considerando que na estrutura da creche a proporção adulto-criança é baixa e o parceiro mais disponível para interação são outras crianças, esse se torna mais um elemento de conflito, pois pode gerar nos pais a sensação de falta de cuidados apropriados a cada criança individualmente e de que essa maior interação com outras crianças pode "influenciar" e causar prejuízo à integridade física dos filhos.

Conforme Rossetti-Ferreira et al. (1994), o dilema dessas famílias não pode ser tratado de forma puramente psicológica e/ou individual, pois esses vários elementos somados a outras características de ordem institucional, e à freqüente má formação do profissional de creche, podem gerar nos familiares, que optam por esse tipo de educação, uma situação de profunda ambivalência e levá-los a questionar a adequação da creche à função de cuidar e educar crianças pequenas. Portanto, conforme as autoras, os profissionais da área têm como desafio desenvolver pesquisas, programações e soluções que permitam propiciar um atendimento de qualidade, contemplar a função social em relação à população que atende e explicitar os objetivos e princípios norteadores do trabalho educativo junto às crianças. Para isso, as estratégias mais adequadas relacionam-se à definição do papel profissional das educadoras, à melhora de suas condições de trabalho e ao incremento de sua formação inicial e em serviço. Deve-se agir também no sentido de empreender um esforço de conhecimento e valorização da criança pequena, suas características e necessidades nesse novo contexto, buscando apreender a importância das interações entre a criança e sua mãe e daquelas possibilitadas pelo novo ambiente, em especial o valor da interação criança-criança.

Nesse sentido, consideramos relevante ressaltar a experiência italiana por ser precursora da idéia da creche como espaço promotor de desenvolvimento, voltado ao interesse das crianças. As discussões sobre as creches na Itália nos auxiliam bastante a compreender as peculiaridades e os problemas dessas instituições de atendimento às crianças de zero a três anos. Bondioli e Mantovani (1998) constatam que naquele país, assim como no Brasil, a creche enquanto instituição educativa é colocada em discussão na sua própria existência, sendo considerada pelo Estado e por várias administrações que devem garantir a sua viabilidade um serviço não essencial e dispendioso que poderia ser substituído, de modo eficaz, por medidas "privadas" mantidas pela família. Ao resgatar a origem das creches estatais na Itália, o que aconteceu no ano de 1971, as autoras assinalam que nesse surgimento não se identifica uma consciência das necessidades educativas da criança de zero a três anos. A Lei n. 1.044/71, que determinava o funcionamento das creches, explicitava que essas instituições tinham como objetivo prover a temporária custódia da criança enquanto suas mães trabalhavam, sendo que a criança e suas necessidades não eram sequer mencionadas. O início de um movimento pedagógico só ocorreu em 1981, dez anos depois da Lei n. 1.044/71. Sua expressão aconteceu ao redor de algumas revistas, de alguns municípios, de alguns institutos universitários ou de pesquisa, que apontavam a necessidade de uma "Lei Constitucional" pedagógica sobre a creche.

Em diversos momentos de sua história, as creches na Itália viveram períodos de não-consciência e incerteza sobre suas capacidades educativas que se materializavam em duas posições: ausência absoluta de um projeto educativo ou a cópia precipitada de modelos e atividades da pré-escola. Entretanto, conforme as autoras:

"Nesse quadro nacional tão confuso — extraordinariamente confuso — nascem e se desenvolvem experiências municipais de grande interesse que começam a criar creches educativas, pedra sobre pedra, preenchendo de conteúdos concretos os frouxíssimos e freqüentemente ausentes espaços da Lei n. 1044: Reggio Emília, Pistóia, Módena, Parma, a Úmbria e a Ligúria. Alguns municípios criam uma estrutura pedagógica de apoio, inicialmente bastante eletiva, depois, pouco a pouco, mais estável; realizam a 'gestão social' prevista pela lei e a transformam na gestão característica, típica da creche, da relação com a família como parte integrante do trabalho educativo; coligam-se a centros de pesquisa para enfrentar, de um lado, os problemas e as dúvidas que tornavam a creche 'incerta' e, por outro lado, a formação

de bases e a atualização dos educadores de modo rigoroso e problemático".
(Bondioli e Mantovani, 1998, p. 17)

Por essas características históricas peculiares, na Itália, com esse panorama tão variado e interdisciplinar, tão "descentralizado", isto é, peculiar e diferente de cidade para cidade, a creche adquire força e fraqueza. Abrem-se possibilidades para experiências diversas, mas que ao mesmo tempo funcionam como um obstáculo para criar uma identidade própria e oficialmente reconhecida. Apesar disso, as autoras reconhecem elementos comuns nessas diversas experiências, destacando o seguinte:

"O discurso sobre a creche articulou-se em planos diferentes que deveriam andar interligados. Uma primeira perspectiva, do tipo político-social, considera a creche essencialmente como um serviço cuja problemática entra no quadro mais amplo das 'políticas para a infância' e das instituições a ela destinadas. Uma segunda perspectiva possui prevalentemente objetivos de reconhecimento: a creche é um observatório privilegiado onde é possível colher elementos inéditos sobre o desenvolvimento infantil. Enfim, uma terceira perspectiva salienta o caráter de instituição formadora da creche, de agência de socialização cujas práticas educativas subentendem uma pedagogia que, mesmo embrionária, deve ser reconhecida e sustentada. No interior desta pedagogia particular adquirem destaque as figuras adultas — e as funções a elas atribuíveis — que acompanham as crianças dentro e fora da creche". (Bondioli e Mantovani, 1998, p. 18)

Essas reflexões sobre a experiência italiana demonstram a intricada rede de significações na qual as instituições de educação infantil estão inseridas e a importância de se estruturar e consolidar uma pedagogia voltada para as crianças nos seus anos iniciais de vida. Reconhecer a peculiaridade e atuar para a consolidação de conhecimentos e práticas educativas voltadas a esse público se mostra, então, como a principal tarefa daqueles que se preocupam com a educação infantil.

Machado (2000), ao estudar os arranjos de cuidado alternativos à creche e seu impacto no desenvolvimento das crianças de zero a seis anos de idade, verificou que esses arranjos de cuidado alternativos se circunscrevem em um número muito limitado de formatos e se caracterizam pela solidão da família, especialmente da mãe, na busca por uma solução viável para o cuidado de suas crianças. Essa solução, na maioria das vezes, não reflete uma opção da família ou da mãe, nem o melhor para a criança, mas sim a falta de outras alternativas diante da carência de condições dessas famílias e da ausência do apoio do poder público. Metade das mães investigadas avaliou a creche como a melhor opção de cuidado para seu filho, apesar da força das representações sociais sobre a maternidade e a educação das crianças pequenas que já foram assinaladas. Diante dessas constatações e reconhecendo que nosso contexto sócio-histórico-cultural valoriza e destaca a construção e a posse do conhecimento, bem como o desenvolvimento da capacidade racional lógica, a autora defende a necessidade de que essas famílias tenham a opção de matricular seus filhos em creches, que devem estar preparadas para garantir os recursos necessários ao desenvolvimento global da criança, incluindo o amplo acesso aos bens culturais, a consideração da sua cidadania e o respeito ao seu direito de viver a infância plenamente. Essa defesa se torna mais apropriada se reconhecermos que a condição das famílias e dos arranjos de cuidado, associadas ao nível socioeconômico e à baixa formação escolar dos seus membros, pode se constituir em um fator limitante para o desenvolvimento da criança, quando comparados às condições das crianças de classes mais abastadas.

A literatura mostra-nos a importância do planejamento das atividades a serem desenvolvidas na instituição de educação infantil, tendo em conta a necessidade de organizar o tempo e o espaço necessários a essas atividades. Cabe lembrar que tanto as funções de cuidado quanto às educativas devem ser alvo desse tipo de planejamento, pois é importante marcar que a aprendizagem nesse contexto deve incluir a execução de atividades de vida diária (comer, escovar os dentes, falar, andar etc.), os ganhos na esfera cognitiva (reconhecimento de cores, formas, números etc.) e principalmente o aprendizado necessário à convivência social. Para tanto, deve proporcionar experiências distintas daquelas presentes no contexto familiar e nas escolas dos demais níveis de ensino.

AGRESSIVIDADE NA PRIMEIRA INFÂNCIA

Bondioli (2003) nos ajuda a compreender a importância da educação infantil na promoção da aprendizagem social e explicita como essa aprendizagem é fortemente influenciada pelo modo como os adultos organizam as atividades na pré-escola.

> "A preparação de situações para pequenos ou grandes grupos, a alternância de momentos autonomamente geridos pelas crianças ou diretamente pelo adulto, a modulação das experiências privadas e públicas, a centralização das atividades na tarefa ou nos aspectos sociais de seu desenvolvimento, as transições entre ocasiões sociais diversas constituem dispositivos de regência ambiental e social, que, aliados a estratégias de esclarecimento das regras e dos comandos, sanção ou tolerância dos comportamentos que se desviam, promoção ou desestímulo da negociação, produzem efeitos sobre a socialização infantil. A regência da organização social dos encontros por parte da professora é, desse ponto de vista, um aspecto importante do profissionalismo educativo.
>
> É necessário, no entanto, notar como este aspecto está ainda entre os mais negligenciados no planejamento pedagógico dos grupos". (Bondioli, 2003, p. 63)

A autora assevera que os professores ficam mais atentos aos conteúdos didáticos das diversas situações que predispõem para as crianças na pré-escola e que raramente fazem da dimensão social destas situações objeto de reflexão e de planejamento consciente. Afirma ainda que a dimensão social é considerada como uma condição para a aprendizagem e não uma situação de aprendizagem por si só. Com essa advertência, Bondioli (2003) alerta para a importância de reconhecer que a socialização das crianças implica não somente a descoberta das regras, freqüentemente implícitas, que direcionam as diversas interações na escola, mas também a adesão da criança a essas regras, o que se verifica pela execução de uma tarefa ou na participação em uma atividade compartilhada. Por essa razão, se reforça a necessidade de um planejamento atento das interações na escola que assegure o envolvimento das crianças nas atividades propostas, isso porque a própria motivação intrínseca das crianças é afetada pelo modo como compreendem e aceitam as regras estabelecidas pelos adultos.

Assim, além da gestão pedagógica das diversas situações sociais na pré-escola, deve ser alvo educativo também o envolvimento infantil, pois já é possível "supor a existência de uma relação circular entre as estratégias colocadas em prática pelo adulto para preparar, realizar e controlar os encontros entre crianças na pré-escola; o 'clima' social destes e a qualidade da adesão emotiva dos participantes" (Bondioli, 2003, p. 67).

A necessidade de estar atento ao modo como são organizadas e conduzidas as atividades na educação infantil também aparece no estudo de Felipe (2001), que demonstra a importância de uma utilização do tempo de modo mais flexível para que sejam atendidas as especificidades das crianças de zero a seis anos; e no estudo de Carvalho e Rubiano (1994), que demonstra como as concepções sobre o desenvolvimento guiam, de forma consciente ou não, a organização de ambientes em instituições educacionais infantis. Conforme as autoras:

> "(...) a criança participa ativamente em seu desenvolvimento através de suas relações com o ambiente, especialmente pelas suas interações com adultos e demais crianças (coetâneas ou mais velhas), dentro de um contexto sócio-histórico específico. Ela explora, descobre e inicia ações em seu ambiente; seleciona parceiros, objetos, equipamentos e áreas para a realização de atividades, mudando o ambiente através de seus comportamentos. Entretanto, por outro lado, é necessário salientar que os comportamentos infantis são influenciados pelo ambiente fornecido pelos adultos de acordo com seus objetivos pessoais, construídos com base em suas expectativas culturais relativas aos comportamentos e desenvolvimento infantis". (Carvalho e Rubiano, 1994, p. 116-117)

Carvalho e Rubiano (1994) sinalizam que, conforme David e Weinstein (1987 apud Carvalho e Rubiano, 1994), todos os ambientes construídos para crianças deveriam atender a cinco funções relativas ao desenvolvimento infantil, promovendo a identidade pessoal, a competência, oportunidades para crescimento, sensação de confiança e segurança e oportunidades para contato social e privacidade. Tendo em vista a relevância dessas funções no desenvolvimento infantil, apresentaremos como essas autoras pensam que a organização espacial pode contribuir para cada uma delas.

A identidade pessoal está intrinsecamente ligada à noção de identidade de lugar, que consiste em cognições cumulativas — pensamentos, memórias, crenças, valores, idéias, preferências e significados — sobre o mundo no qual a pessoa vive. Por essa razão é altamente recomendável que ambientes institucionais ofereçam oportunidade para as crianças desenvolverem sua individualidade, permitindo-lhes ter seus próprios objetos, personalizar seu espaço e, sempre que possível, participar nas decisões sobre a organização do mesmo (Carvalho e Rubiano, 1994).

Quanto ao desenvolvimento de competência, o ambiente infantil deve ser planejado para dar oportunidade às crianças desenvolverem domínio e controle sobre seu *habitat*, fornecendo instalações físicas convenientes para que as crianças satisfaçam suas necessidades, sem assistência constante. Além disso, podem ser fornecidas pistas ambientais para tornar mais fácil à criança planejar e executar atividades, com maior concentração e menos interrupções (caminhos indicando bebedouro, lixeira etc.) (Carvalho e Rubiano, 1994).

No que se refere às oportunidades para crescimento, o ambiente deve oferecer oportunidades para movimentos corporais e estimulação dos sentidos. Especialmente durante os três primeiros anos de vida, o ambiente deve propiciar à criança oportunidades para aprender a se mover e a controlar o próprio corpo no espaço. A variação de estimulação deve ser procurada em todos os sentidos: cores e formas; música e vozes; aromas de flores e de alimentos sendo preparados; oportunidades para provar diferentes sabores. É importante estimular o tato, principalmente de zero a três anos de idade, oferecendo materiais duros e macios, ásperos e lisos, quentes e frios, vibratórios e estáveis. A estimulação dos sentidos também ocorre com variação de tamanho de espaços, altura do chão, altura do teto, altura de barreiras e variações de luminosidade, ruído e temperatura. Estas variações, além de impedir o desinteresse, estimulam a criança a buscar atividades e níveis de estimulação apropriados às suas necessidades nos diferentes momentos do dia (Carvalho e Rubiano, 1994).

Os sentimentos de segurança e confiança são essenciais para que a criança explore o ambiente; por sua vez, a exploração é crucial para o desenvolvimento motor, cognitivo e emocional. Por exemplo, variações dramáticas de estimulação levam a criança a se sentir ameaçada e desorientada; dessa maneira, são sugeridas modificações moderadas dos estímulos, seja no nível do solo, altura, do teto, iluminação, cores e demais elementos físicos que possam contribuir para percepção de um lugar como confortável, interessante e seguro. Sensações táteis também são importantes para transmitir segurança — à medida que características físicas do ambiente convidam ao toque, aumentam a sensação de segurança, permitindo à criança explorar o espaço mais prontamente (Carvalho e Rubiano, 1994).

Quanto às oportunidades para contato social e privacidade, as instituições devem procurar variar o tamanho de áreas dentro de um mesmo espaço, oferecendo oportunidade para isolamento, atividades em pequenos grupos ou de todo o grupo, interações didáticas ou outras. Olds (1987 apud Carvalho e Rubiano, 1994) comenta que áreas planejadas para acomodar quatro pessoas diminuem o estresse e encorajam a participação individual. Espaços privados fornecem oportunidade para expressar e explorar sentimentos, especialmente os de raiva, angústia e frustração, longe do olhar dos outros; servem para a criança retirar-se momentaneamente, do ritmo rápido do grupo, ou para um descanso para novas situações. Ademais, a presença de cadeiras pequenas, plataformas, patamares com largos degraus serve tanto para descanso como para observar as atividades que estão se desenvolvendo (Carvalho e Rubiano, 1994).

Pensando em alternativas economicamente viáveis e que podem ser adotadas pelas instituições sem grandes complicações, Carvalho e Rubiano (1994) destacam o papel do arranjo espacial, que diz respeito à maneira como móveis e equipamentos existentes em um local posicionam-se entre si. Ao confirmarem os resultados de estudos realizados por outros pesquisadores, destacam esse aspecto como uma das condições ambientais que favorecem a interação entre as crianças, ressaltam a importância dos elementos usados na montagem das zonas circunscritas (áreas espaciais claramente delimitadas pelo menos em três lados por barreiras formadas por mobiliário, parede, desnível do solo etc.), os quais devem permitir fácil contato visual das crianças com o adulto, mesmo quando aquelas se encontram dentro de uma zona circunscrita.

> "Assim como Legendre (1986), observamos que as crianças em nossos estudos ocupavam as zonas circunscritas em pequenos grupos, geralmente em díades, participando conjuntamente de atividades sem a mediação do adulto. Estas atividades, em geral, eram mais duradouras e estruturadas do que as desenvolvidas em outras áreas não-circunscritas. Dessa maneira, as zonas circunscritas favorecem a promoção e manutenção das interações entre crianças pequenas. Em nossa opinião, esta facilitação ocorre em função da diminuição da probabilidade de interrupção da atividade por outras crianças ou pela educadora, o que é freqüente em arranjos abertos. Ademais, as zonas circunscritas, fornecendo proteção ou privacidade, favorecem à criança focalizar sua atenção tanto na atividade que está sendo desenvolvida como no comportamento do parceiro, requisitos essenciais para a ocorrência da interação entre coetâneos, sobretudo com idade inferior a 3 anos, como propõe Camaioni (1980)". (Carvalho e Rubiano, 1994, p. 121)

Um outro elemento que nos parece relevante quando pensamos nas instituições de educação infantil se refere à diferenciação que deve propiciar em relação aos cuidados e experiências que a criança vivencia em sua casa. Didonet (2001) aponta a importância de as instituições de educação infantil serem reconhecidas como um lugar onde a criança recebe cuidados e educação específicos, distintos daqueles recebidos na convivência familiar. Por essa razão, conforme o autor, se essa especificidade das funções das creches se tornasse conhecida, essas instituições poderiam ter sua imagem de "lugar para criança pobre" modificada por ser tida como um espaço capaz de propiciar melhores condições de desenvolvimento para todas as crianças, e não somente para aquelas oriundas de famílias de baixa renda, condição essa que, em sua opinião, contribuiria sobremaneira para a consolidação da educação infantil.

Outro aspecto pode, a nosso ver, ser importante na diferenciação entre o trabalho realizado nas escolas dos outros níveis de ensino e nas creches e pré-escolas: a utilização do tempo em sala de aula.

Narodowski (1994), ao falar da "pedagogização" da infância, destaca o lugar da disciplina, assentada sob o silêncio e a vigilância, como algo que passa a ser tido como inerente à atividade escolar, no período da modernidade. Além da restrição do uso da palavra, até mesmo o movimento dos corpos dos alunos passa a ser objeto de educação de forma que não se produza na sala de aula qualquer ruído. O professor como detentor do poder é quem decide quando e como usar a palavra, assim também como dá a permissão para que os alunos façam uso da mesma.

Esse modelo ainda é o adotado em grande parte das escolas de ensino fundamental, como nos mostra o trabalho de Faria Filho e Vidal (2000), e tem influenciado, conforme Barreto (1998), o modo de agir dos profissionais das instituições de educação infantil, que tendem a ocupar esse mesmo lugar do professor enquanto detentor do poder sobre a palavra, "forçando" as crianças desde muito pequenas a ficarem caladas grande parte do tempo em que ficam na instituição. Além disso, nos preocupa bastante a vigilância sobre os movimentos físicos, pois, como apontado por Carvalho e Rubiano (1994), e outros importantes teóricos do desenvolvimento, como Piaget (1967) e Wallon (1971, 1975), o corpo é o grande instrumento de aprendizagem nesse período de zero a seis anos, decorrendo o desenvolvimento das funções motoras, cognitivas e psíquicas, das interações que a criança desenvolve com o meio.

Becchi (2003), ao comentar sobre o trabalho desenvolvido nas pré-escolas da região de Pistóia na Itália, resume, a nosso ver, os aspectos essenciais que devem ser considerados em uma pedagogia da educação infantil:

> "No contexto do que chamaria de uma pedagogia do bom gosto, de um modelo educativo em que é proeminente o compromisso de trabalhar segundo experiências conclusivas, significativas, gratificantes; o colocar-se não apenas do lado da criança, mas também do seu ponto de vista, não somente protegê-la e defendê-la, mas retornar à infância, percorrendo novamente a nossa própria história de maneira seletiva e refletindo sobre ela, pensando na criança que fomos; o organizar encontros com o mundo, ou melhor, experiências em que este ser criança do adulto não renega a própria maturidade; e o encaminhar da criança para ser adulto sem violências, mas em

um processo governado de crescimento são fundamentais, mas, repito, não são processos simples. É necessário pensar no que é gratificante e motivador para os pequenos e, ao mesmo tempo, nas coisas que tenham também um valor no mundo adulto; projetar formas de *tutorring* e de *scaffolding*, apostar na zona de desenvolvimento potencial da própria criança e agir sobre ela, mas, ao mesmo tempo, também arriscar propostas, preparando situações que não se sabe o quanto podem aguçar o interesse, a atenção, a persistência de um eventual envolvimento da própria criança. É, novamente, uma questão de risco pedagógico, de aposta, de longa reflexão e não apenas de inventividade, visto que se coloca o jogo cruzado da escolha cultural e da pertinência à condição evolutiva da criança; da aculturação do pequeno — que não é o inculcar *habitus* morais e epistêmicos —, que se torna capaz de 'estar no mundo e para o qual se dão instrumentos para tornar mais bonito este mundo e, ainda, para planejá-lo'". (Becchi, 2003, p. 134-135)

Apesar de reconhecer esses aspectos na experiência já desenvolvida nas pré-escolas italianas, a autora explicita que essa pedagogia ainda é inefável e que precisa ser refletida por seus próprios autores para que possa ser definida, aperfeiçoada e transmitida a outras realidades. Para tanto, Becchi (2003) sinaliza a importância de conjugar a prática e o discurso, como meio de alcançar a definição de uma identidade que possa a partir daí ser socializada para o exterior. Desse modo, se reitera a necessidade de agir e avaliar esse modo complexo de educar, como meio de descobrir o próprio modelo. A autora explicita, por fim, que, sem essa reflexão e a produção de um discurso que organize as experiências dessa pedagogia desenvolvida no interior das pré-escolas italianas, corre-se o risco de que se torne uma pedagogia admirada em seus resultados como algo belo para ser visto e não dito; "permanece uma pedagogia que se apresenta, ou melhor, se representa no sentido literal do termo, mas entrega-se fatalmente a palavras alheias para ser comunicada, socializada, ensinada a expectadores externos" (Becchi, 2003, p. 139).

Por todo o exposto, verifica-se o quanto as instituições de educação infantil, os profissionais que nelas trabalham, os estudiosos da infância, os pais e a sociedade têm diante de si a tarefa de cotidianamente procurar agir na construção e legitimação de uma pedagogia da infância que oriente práticas educativas que funcionem como um esforço de garantia da qualidade das interações que se desenvolvem na instituição de educação infantil, tornando-a um espaço singular no que se refere à promoção do desenvolvimento das crianças.

4. Contribuições da sociologia da infância

A introdução de algumas das idéias da sociologia da infância nesta pesquisa se mostrou como algo importante porque podem auxiliar no processo de construção das especificidades da educação infantil, uma vez que enriquecem as idéias já trazidas pela psicologia e pela educação no que se refere à condição do ser criança, acentuando primordialmente a condição ativa e social na qual constroem sua história.

Sirota (2001) e Montandon (2001) escreveram dois textos que mapearam os trabalhos de língua francesa e inglesa, respectivamente, que podem ser inscritos nesse emergente campo da sociologia. Nos dois artigos também apresentam as dificuldades de delimitação da sociologia da infância que constantemente são entremeadas com outras já existentes da própria sociologia (sociologia da família e sociologia da educação) e mesmo de outras áreas como a psicologia. Ainda assim, apresentam argumentos que sustentam a legitimidade de constituição desse campo para um melhor conhecimento da cultura da infância e mesmo da sociologia em geral. O ponto de destaque dos textos é o reaparecimento da criança no cenário social mundial como um ator ao qual são reconhecidos direitos políticos, entre eles o de ser considerada como um cidadão. Essa redescoberta revelou o quanto as formas de produção e participação das crianças nas diversas instituições e relações sociais ainda são desconhecidas, fator esse considerado como um grande impulso às pesquisas nas diversas áreas das ciências humanas.

Sirota (2001), ao se referir sobre a pertinência da sociologia da infância, esclarece que não se trata de opor ideologias (como a de proteção à criança, tão dominante no século XX, pela de autodeterminação, sugerida pelos novos direitos políticos alcançados), mas de "... compreender aquilo

AGRESSIVIDADE NA PRIMEIRA INFÂNCIA

que a criança faz de si e aquilo que se faz dela, e não simplesmente aquilo que as instituições apontam para ela" (Sirota, 2001, p. 28).

Quinteiro (2004) faz essa mesma constatação no que diz respeito às crianças brasileiras, apontando que conhecemos muito sobre suas precárias condições sociais, sua história e condição adversa de "adulto em miniatura", sem, no entanto, conhecer suas potencialidades.

Montandon (2001) destaca o fato de um número crescente de sociólogos compreender a infância como uma "forma social" (Qvortrup, 1994 apud Montandon, 2001), afirmando que esse modo de compreender esse período de vida não está associado à idéia de seguir uma visão de desenvolvimento da criança, centrada no seu amadurecimento e em sua integração progressiva, mas à de adotar uma visão fenomenológica que se interesse pela experiência das crianças, por seu papel de atores. James e Prout (1990 apud Montandon, 2001) exprimiram isso numa fórmula bem-sucedida, argumentando que não é preciso estudar as crianças como "seres futuros", mas simplesmente como "seres atuais". Para que isso seja possível, um novo paradigma sobre a infância deve ser constituído, para tanto Montandon (2001) elenca uma série de proposições que precisam ser consideradas:

"1. A infância é uma construção social.

2. A infância é variável e não pode ser inteiramente separada de outras variáveis como a classe social, o sexo ou o pertencimento étnico.

3. As relações sociais das crianças e suas culturas devem ser estudadas em si.

4. As crianças são e devem ser estudadas como atores na construção de sua vida social e da vida daqueles que as rodeiam.

5. Os métodos etnográficos são particularmente úteis para o estudo da infância.

6. A infância é um fenômeno no qual se encontra a 'dupla hermenêutica' das ciências sociais apontadas por Giddens, ou seja, proclamar um novo paradigma no estudo sociológico da infância é se engajar num processo de 'reconstrução' da criança e da sociedade (Prout, James, 1990, p. 8-9)". (Montandon, 2001, p. 51)

Essas proposições se constituem em verdadeiro desafio para os pesquisadores da infância, pois exigem o abandono de vários paradigmas hegemônicos utilizados no entendimento das crianças e de suas relações entre si, com os adultos e com o mundo. Soares e Tomás (2004) assinalam a subsistência na atualidade de três velhos paradigmas face à infância: paradigma da propriedade; paradigma da proteção e do controle; paradigma da perigosidade. Afirmam que estão implícitos neles a menoridade e o paternalismo, que facilmente observamos no cotidiano das crianças que continuam caracterizados pela ausência de voz e ação da parte da criança e perfeitamente moldados pela ação do adulto e dependentes da leitura que esse mesmo adulto faz sobre o "melhor interesse da criança" (Soares e Tomás, 2004, p. 137). Consoante as autoras, Silva Filho (2004) nos lembra de que a infância é uma invenção da modernidade, mas que existe um certo paradoxo no sentimento que se cultiva em relação à criança:

> "Ao mesmo tempo que é considerada como *locus* das paixões, dos desejos, do descontrolo das emoções, do momento, que antecede ao uso da palavra e da razão, a infância é vista também como o lugar potencial daquilo que seremos no futuro, a forma a partir da qual nos tornaremos seres dotados de razão". (Silva Filho, 2004, p. 111)

Desse modo, é preciso que esses paradigmas sejam quebrados. Para tanto, é preciso que as crianças tenham garantido seus direitos de ação e participação, o que, conforme Soares e Tomás (2004), pode ser alcançado por meio de um esforço conjunto na divulgação e efetivação dos direitos das crianças através de espaços e práticas sociais e no debate da globalização.

Para uma garantia da efetivação da criança como cidadã, alguns autores defendem como conceito-chave o protagonismo infantil. Gaitán (1998 apud Soares e Tomás, 2004, p. 153) o define como:

> "(...) processo social mediante o qual se pretende que crianças e adolescentes desempenhem um papel principal no seu desenvolvimento e no de sua comunidade para alcançar a realização plena dos seus direitos atendendo ao seu interesse superior. É tornar real a visão da criança como sujeito de

direitos e, portanto, deve dar-se uma redefinição de papéis nos diferentes setores da sociedade: infância e juventude, autoridades, família, setores não organizados, sociedade civil, entidades etc.".

Vilarinho (2004) reafirma o pressuposto da infância como categoria social, como um critério essencial na análise sociológica das políticas para a infância, assim como para o seu desenvolvimento. Sarmento (2004) complementa as proposições de Montandon (2001) ao defender que a tarefa teórica e metodológica de inventariar os princípios fundantes e as regras das culturas da infância deve seguir os quatro eixos estruturados das culturas da infância: a interatividade, a ludicidade, a fantasia do real e a reiteração, aspectos esses destacados também por Gouvêa (2002).

Esses eixos são vistos como os elementos comuns que unem as crianças de nosso tempo. No tocante à interatividade, é destacada principalmente pelo lugar da cultura de pares na aprendizagem das crianças, pois por meio das atividades conjuntas realizadas com as demais crianças têm a possibilidade de se apropriar, reinventar e reproduzir o mundo que as rodeia.

> "(...) A convivência com seus pares, através de rotinas e da realização de atividades, permite-lhes exorcizar medos, representar fantasias e cenas do quotidiano, que assim funcionam como terapias para lidar com experiências negativas. Essa partilha de tempos, ações e representações e emoções é necessária para um mais perfeito entendimento do mundo e faz parte do processo de crescimento". (Sarmento, 2004, p. 24)

Quanto à ludicidade, se destaca o papel fundamental da brincadeira como principal modo de ação das crianças, que não fazem distinção entre brincar e fazer coisas sérias, diferenciação comum entre os adultos. Para Ferreira (2004):

> "(...) Brincar é um dos meios de realizar e agir no mundo, não unicamente para as crianças se prepararem para ele, mas, usando-o como um recurso comunicativo, para participarem da vida quotidiana pelas versões da realidade que são feitas na interação social, dando significado às ações. Brincar

é parte integrante da vida social e é um processo interpretativo com uma textura complexa, onde fazer realidade requer negociações do significado, conduzidas pelo corpo e pela linguagem". (Ferreira, 2004, p. 84)

O lugar da fantasia na vida da criança é visto como um dos recursos de construção de sua visão de mundo e da atribuição de significado aos objetos. Além disso, assume um lugar de destaque na sua capacidade de resistência face às situações de adversidade. Para a criança não há separação entre o real e o imaginado, sendo assim ela transita livremente entre os dois "planos" e utiliza ambos para compreender suas vivências, suas experiências.

Sarmento (2004) nos lembra de que essa não-literalidade na compreensão do mundo está associada a uma não-linearidade temporal, o que permite à criança desenvolver um tempo recursivo, que se exprime tanto no plano sincrônico, com constante recriação das mesmas situações e rotinas, quanto no diacrônico, por meio da transmissão de brincadeiras, jogos e rituais, das crianças mais velhas para as mais novas. Desse modo, toda a infância se reinventa e recria, começando tudo de novo.

As dificuldades de implantar esses novos modos de compreensão das crianças e da infância são ressaltadas por Oliveira (2004) quando discute nossa resistência em ver as crianças enquanto "Outros", já que isso desmonta as práticas pedagógicas voltadas para a preparação da criança para um tempo futuro e para a domestificação de seus corpos e mentes. Silva Filho (2004) assinala que essa foi a tarefa que a modernidade atribuiu à escola: "burilar" a capacidade cognitiva das crianças. Desse modo, estivemos (ou estamos) todos voltados para nossa própria forma de agir e pensar enquanto adultos, já que esse modo foi colocado como o grande modelo a ser impingido às crianças.

Por essa razão, o encontro com a alteridade da infância exige a capacidade de reaprender as múltiplas linguagens através das quais as crianças se expressam, dando-lhes oportunidades de movimentar-se e agir-se em novos tempos e espaços que respeitem a diversidade de diálogos verbais, gestuais e afetivos (Oliveira, 2004, p. 200).

Vilarinho (2004) assinala que esse adultocentrismo se reflete também nas políticas públicas direcionadas para a infância. Essas acabam sendo formuladas conforme os interesses de outras gerações, já que mesmo as direcionadas para os problemas infantis não levam em consideração as diferentes infâncias e seus diferentes contextos. Desse modo, adverte que ao tomarmos as crianças como atores, dando-lhes direito à palavra e reconhecendo-as como produtoras de sentido, podemos atestar a existência de duas esferas políticas (da família e da infância) que, além de distintas, podem ser antagônicas, pois nem sempre têm interesses comuns.

Por todas as considerações apresentadas verificamos que a implantação do novo paradigma da infância implicará verdadeiramente uma grande reconstrução dessa categoria e das relações que estabelece com os demais segmentos da sociedade. Desse modo:

"As novas questões que se apresentam para os pesquisadores da infância têm a ver com aquelas relacionadas com a alteridade e a educação, a heteronomia, a heterogenia e a inter-relação cultural pesquisadores-pesquisados". (Rocha, 2004, p. 254)

5. Considerações metodológicas

As idéias presentes nas reflexões teóricas deste estudo, que concebem a agressividade como um fenômeno em que a dimensão relacional entre aquele que age e o ambiente físico e social é fundamental em sua compreensão, não nos permitem adotar uma perspectiva epistemológica que considere a realidade como dada, mas sim como algo processual. Esse pressuposto altera radicalmente o significado do trabalho de pesquisa e da produção de conhecimento impondo uma ressignificação do papel da metodologia. Por essa razão, adotamos uma perspectiva epistemológica que considera a realidade como algo processual. Em decorrência dessa concepção, compartilhamos a idéia de que metodologia é o processo de orientação de pensamento e métodos de intervenção usados pelo pesquisador na interação com o fenômeno investigado, que conduz a construção do novo conhecimento (Branco e Valsiner, 1997).

Ginzburg (1989) nos lembra de que antes de vigorar o modelo de conhecimento elaborado por Platão, um papel crucial foi desempenhado pelo paradigma semiótico ou indiciário (marcado por uma leitura dos sinais, dos sintomas, símbolos). Afirma também que apesar da prevalência do método científico baseado no paradigma Galileano (objetividade, generalização, distanciamento emocional), o conjunto das ciências humanas permaneceu solidamente ancorado no qualitativo.

Ao fundamentar essa postura reflete sobre as razões da "incerteza" da medicina, que já explicitavam as futuras dificuldades epistemológicas das ciências humanas, pois:

> "(...) a impossibilidade de a medicina alcançar o rigor próprio das ciências da natureza derivava da impossibilidade da quantificação, a não ser em funções puramente auxiliares; a impossibilidade da quantificação derivava da presença ineliminável do qualitativo, do individual; e a presença do individual, do fato de que o olho humano é mais sensível às diferenças (talvez marginais) entre os seres humanos do que às diferenças entre as pedras ou as folhas". (Ginzburg, 1989, p. 166)

Essa especificidade da medicina é compartilhada pelas demais ciências, nas quais não é possível reproduzir as causas de um determinado fenômeno, restando ao investigador inferi-las a partir dos efeitos. Ginzburg destaca que:

> "Se as pretensões de conhecimento sistemático mostram-se cada vez mais como veleidades, nem por isso a idéia de totalidade deve ser abandonada. Pelo contrário a existência de uma profunda conexão que explica os fenômenos superficiais é reforçada no próprio momento em que se afirma que um conhecimento direto de tal conexão não é possível. Se a realidade é opaca, existem zonas privilegiadas: 'sinais, indícios' que permitem decifrá-las. Essa idéia, que constitui o ponto essencial do paradigma indiciário ou semiótico, penetrou nos mais variados âmbitos cognoscitivos, modelando profundamente as ciências humanas". (Ginzburg, 1989, p. 177)

Ao considerarmos como pertinentes essas reflexões, somos obrigados a reavaliar o significado de todos os elementos que compõem o processo de produção de conhecimento científico, tanto em termos conceituais como também quanto à relação que estes elementos mantêm entre si. Neste contexto, o tema da metodologia passa a assumir uma nova configuração.

Por essa razão, assim como colocado por Ginzburg, o olho do pesquisador e sua interação com o fenômeno investigado são os elementos que conduzem as investigações qualitativas. González-Rey (1997) explicita que na epistemologia qualitativa, definida assim porque o qualitativo caracteriza o processo de produção de conhecimentos, fica reconhecida a independência de sujeito e objeto, mas ao mesmo tempo o próprio sujeito e sua constituição convertem-se no seu objeto. Sendo assim, a partir da epistemologia qualitativa:

> "A produção do conhecimento tem caráter interativo. O conhecimento não é resultado de um ato instrumental do investigador sobre o sujeito estudado, mas de um processo contínuo de relação dentro do qual formas cada vez mais complexas de expressão do sujeito e formas igualmente mais complexas de conhecimento vão se organizando simultaneamente". (González-Rey, 1997, p. 81)

Essa definição da epistemologia qualitativa acentua não somente o desenvolvimento de novas técnicas de pesquisa, mas possibilita também o uso de técnicas já existentes, pois sua diferenciação reside no modo como o pesquisador articula os conhecimentos construídos em campo, como interpreta as informações.

6. Considerações sobre as análises do material da pesquisa de campo

Considerando a perspectiva epistemológica utilizada, os procedimentos de análise das informações foram empregados dentro de uma abordagem interpretativa. Gaskins, Miller e Corsaro (1992) afirmam que esse tipo de abordagem se torna apropriado quando o foco da investigação é o significado da ação humana em contextos culturais específicos. Argumentam também que o processo de significação implicado na relação do indivíduo em desenvolvimento com a cultura do mundo adulto não é passivo nem tão pouco estático, o que torna necessário focalizar, portanto, a dimensão processual do desenvolvimento. Por essa razão, acreditamos que a técnica de análise denominada "explicação densa" (*thick explanation*) possa ser bastante adequada.

Watson-Gegeo (1992) afirma que a explicação densa considera todas as influências micro e macrocontextuais relevantes e teoricamente implicadas que estão numa relação sistemática com o comportamento ou evento que alguém está tentando explicar. Conforme essa autora, a integração de micro e macroníveis de dados contextuais, que devem ser coletados e analisados numa abordagem etnográfica qualitativa, nos ajuda a encontrar um entendimento mais integral da socialização das crianças. Nessa técnica deve-se buscar o tratamento integral do contexto no desenvolvimento e socialização da criança, sendo que o contexto pode ser visualizado como aros concêntricos cada vez maiores — e influências indiretas freqüentes, movendo de dentro para fora nos quais a criança e cuidadores são situados. O contexto pode também ser pensado em termos de níveis de influência — dimensões horizontal e vertical, sobre eventos e comportamentos. O contexto horizontal se refere a comportamentos, interações e eventos como eles se desenrolam no tempo, juntamente com as circunstâncias imediatas que os afetam. O contexto vertical se refere às áreas institucionais de atividades dentro da cultura ampla e sociedade que, embora parecendo estar fora do contexto imediato (horizontal), molda de forma profunda o comportamento que acontece no nível horizontal.

As reflexões sobre o fenômeno da agressividade, a partir desses pressupostos da explicação densa, objetivada na articulação entre nossas reflexões teóricas e as informações construídas na pesquisa de campo, estão colocadas nos capítulos sobre a creche e sobre as famílias. Para a construção dos capítulos sobre as crianças, a creche e as famílias, os materiais obtidos na pesquisa de campo foram analisados conforme o tipo de registro e o objetivo de cada uma das fases do estudo. As entrevistas semi-estruturadas foram analisadas conforme a análise de conteúdo temática (Bardin, 1979). As videogravações foram analisadas em seu conjunto, de modo a possibilitar uma caracterização dos modos de ação de cada uma das crianças, ilustrada pela descrição de situações específicas. As entrevistas abertas foram analisadas a partir de um protocolo com questões que visavam esclarecer aspectos da dinâmica familiar. Para tanto, foram criados dois protocolos, um para cada criança, em que foram sintetizadas as informações oriundas das diversas entrevistas de seus familiares.

7. Método

O estudo proposto foi realizado pela conjugação de métodos teóricos e práticos de investigação. O levantamento bibliográfico foi fundamental para auxiliar nossa compreensão sobre a gênese dos comportamentos agressivos, pois nossa investigação empírica ocorreu inteiramente numa instituição pública de educação infantil de um município da região metropolitana de Belo Horizonte/MG, a partir de agora denominada de "creche", que atendia a crianças na faixa etária de dois a seis anos de idade. A pesquisa de campo complementou nossos conhecimentos teóricos permitindo aproximar nosso olhar do fenômeno no momento de sua manifestação, bem como conhecer as diversas interpretações dirigidas a ele, tanto pela instituição de educação infantil, como pelas famílias das crianças selecionadas.

A pesquisa de campo realizada na creche foi composta de três fases. Antes de descrever cada fase registramos que todo o trabalho de campo foi precedido de autorização solicitada primeiramente à coordenação da creche. Ademais, antes de cada um dos procedimentos, foi solicitada a autorização das professoras de cada uma das turmas envolvidas, bem como foi realizado um primeiro contato com os pais das crianças selecionadas na primeira fase para solicitar a autorização para a participação deles e de seus filhos nas outras fases da pesquisa.

Apresentamos a seguir a descrição de todas as atividades de cada uma das fases da pesquisa de campo.

a) 1ª Fase

Nesta fase, nossas ações se concentraram na observação de cada uma das turmas, nas diversas atividades realizadas na instituição e na realização de entrevistas semi-estruturadas com a coordenadora e com quatro professoras.

Essa foi a fase de maior duração da pesquisa. O contato longo de, aproximadamente, sessenta e sete horas foi realizado no período de 17 de fevereiro de 2003 a 12 de agosto de 2003, em várias visitas de duração e horários variados. Essa fase foi extremamente importante para o conhecimento da dinâmica de funcionamento da creche e para um olhar mais aprofundado sobre as interações entre as crianças e delas com as professoras, auxiliares e funcionárias.

Após a fase exploratória, solicitamos à coordenadora a indicação de crianças consideradas agressivas. Começamos então a fazer as observações das turmas das crianças indicadas pela creche como agressivas para ratificar ou não essa indicação. A definição de comportamento agressivo norteadora dessa ratificação foi a proposta por Condry e Ross (1985), que o identifica como qualquer comportamento intencional que possa provocar dano/prejuízo a outra criança.

Após a identificação de uma criança considerada agressiva, solicitamos às professoras e às auxiliares de sua turma que nos indicasse uma criança considerada tranqüila, não agressiva. Todas as educadoras nos indicaram a mesma criança. Esses dois meninos foram então selecionados para participarem das outras fases.

Paralelamente às observações, foram realizadas entrevistas semi-estruturadas sobre agressividade (Anexo B), com a coordenadora, em exercício, e com quatro professoras: as duas professoras da Turma 2 e as professoras do turno da manhã da Turma 4 e da Turma 5. O objetivo principal dessa entrevista foi compreender como a creche percebia a agressividade e como agia nas situações em que as crianças se comportavam de maneira agressiva. A realização das entrevistas transcorreu com tranqüilidade e todas as entrevistadas autorizaram as gravações em áudio.

Em nossa seleção, escolhemos duas professoras religiosas e duas leigas, por acreditarmos que a comparação das entrevistas nos daria indicadores para conhecer melhor as relações entre o grupo de professoras e entre elas e a coordenadora.

b) 2ª Fase

Nossas ações foram direcionadas para os modos de ação das crianças selecionadas durante suas atividades na instituição e durante sessões individuais com a pesquisadora e com suas mães.

O objetivo da 2ª fase foi observar de modo mais atento as crianças selecionadas durante suas atividades na instituição, bem como do material produzido por elas; e observá-las durante interações individuais com a pesquisadora. As observações dessa fase foram gravadas em vídeo e procuraram privilegiar as interações das crianças escolhidas com seus pares e com as professoras, bem como seu comportamento durante as atividades de rotina da creche. As gravações que totalizaram cerca de oito horas foram feitas em dias e horários diversos e também tiveram duração variável. Nas primeiras gravações, as crianças ficaram muito excitadas com a presença da câmera e ficavam nos rodeando por alguns minutos.

Foram realizadas duas sessões individuais com a pesquisadora e uma sessão individual com a mãe. As sessões tiveram duração variável e foram realizadas na secretaria da creche, que foi adaptada para o registro em vídeo. O contato entre as crianças e a pesquisadora, e entre as crianças e suas mães, aconteceu em uma mesa que foi posicionada em frente à câmera. Nas sessões com a pesquisadora foram colocados em uma mesa vários materiais e brinquedos e as crianças escolheram o que fazer. Procuramos intervir o menos possível e interagir com a criança sempre que ela se mostrasse disponível. Na sessão com as mães, além de disponibilizar os mesmos materiais e instruir a mãe para que "brincasse" com a criança com o que eles quisessem, solicitamos a elas que montassem junto com o filho um quebra-cabeça. Essa atividade tinha um nível de complexidade que exigia que a criança tivesse a ajuda da mãe, e nosso objetivo foi observar como eles se organizavam para solucionar o problema, quais as negociações, as imposições etc.

c) 3ª Fase

Nossa atenção se voltou para a realização de um estudo retrospectivo das relações das crianças selecionadas com suas famílias e com a creche. Para tanto, buscamos reconstruir a história de vida dessas crianças a partir das informações trazidas por membros de suas famílias e por funcionárias da creche que tinham convivido com elas.

O primeiro contato com as famílias foi agendado pela secretária da creche. Como visávamos obter a autorização para a realização da pesquisa, solicitamos a presença da coordenadora, por acreditar que nos ajudaria a convencer os pais e a lhes transmitir maior segurança. Esses primeiros contatos nos surpreenderam porque foram muito maiores, em duração, e melhores, em conteúdo do que o esperado. Tanto os pais da criança considerada não agressiva, como a mãe da criança considerada agressiva já nos ofereceram uma série de informações sobre as crianças e a dinâmica familiar, como poderemos verificar nos capítulos dedicados a esses assuntos. Apenas nos ressentimos de não termos solicitado autorização para gravar esse primeiro contato. Ainda assim, nos preocupamos em sintetizar as informações tão logo foi possível, para que pudéssemos registrar o maior número de informações consideradas importantes. Os demais encontros foram marcados pela própria pesquisadora e felizmente as famílias sempre compareceram, inclusive foram pontuais, o que nos deixou indícios do bom vínculo estabelecido entre nós.

Tivemos contato com toda a família da criança considerada não agressiva. Depois do primeiro encontro com o pai e a mãe, realizamos duas entrevistas com a mãe, uma com o pai e uma com a irmã. Isso nos permitiu formular um quadro bastante rico dessa criança no ambiente familiar, bem como da dinâmica de funcionamento dessa família, pois as informações puderam ser construídas a partir de pontos de vista de todos aqueles que conviviam com a criança.

Para a reconstrução da história de vida da criança considerada agressiva contamos com a contribuição de sua mãe e de uma de suas tias maternas. Com a mãe foram realizadas, além do primeiro contato, duas entrevistas, e com a tia, vizinha da família, uma entrevista. Essa criança morava com a mãe, o pai e mais três irmãs, sendo duas mais velhas. Apesar de convidarmos, através da mãe, o pai e as irmãs mais velhas, nenhum deles compareceu à creche para participar da pesquisa.

As entrevistas com os familiares foram abertas, gravadas em áudio e transcorreram com muita tranqüilidade. Todas tiveram como objetivo levantar aspectos da história de vida das crianças e de seu relacionamento familiar. Para facilitar o resgate dessa história, solicitei às mães que trouxessem quaisquer materiais que tivessem sobre a criança (fotos, cartão de pré-natal, cartão de vacinação etc.). As duas trouxeram o material nas primeiras entrevistas e foram bastante detalhistas ao contarem suas experiências durante a gravidez, parto e primeiros meses com os filhos. Com os outros familiares, apesar de não termos a ajuda desses materiais, as entrevistas também foram ricas e nos proporcionaram elementos importantes para a compreensão das relações das crianças com seus parentes. Para encerrar o contato com as famílias, foi feita uma conversa, que não foi gravada, e teve por objetivo explicar a elas o prosseguimento das atividades de análise do material construído e oferecer algumas sugestões para questões trazidas durante as entrevistas.

Para o resgate das relações na creche realizamos entrevistas semi-estruturadas (Anexo C) com as professoras e auxiliares que estavam trabalhando com as crianças no ano de 2003 e com uma das professoras do ano de 2002 da criança considerada não agressiva. O roteiro para as entrevistas foi entregue com antecedência (ver Anexo C) para que as funcionárias pudessem resgatar suas memórias sobre as crianças. As entrevistas foram rápidas e normalmente não ultrapassaram as questões propostas no roteiro. As educadoras nos trouxeram menos informações, especialmente da criança considerada não agressiva, sendo que uma delas chegou a reconhecer, durante a entrevista, que elas prestam mais atenção às crianças "mais difíceis" e que os "bons" acabam ficando de lado.

No final dessa fase, as professoras da Turma 2 e a coordenadora foram comunicadas do encerramento da pesquisa de campo. Foi reafirmado o compromisso assumido nos primeiros contatos de que assim que fosse possível a pesquisadora ofereceria algum tipo de retorno à creche sobre a pesquisa. Para tanto foi realizada uma reunião com a coordenação e todas as educadoras no segundo semestre do ano de 2005.

Gostaríamos de finalizar registrando a boa acolhida que tivemos na creche por parte de todas as funcionárias, inclusive aquelas com as quais não convivemos diretamente (cozinheiras, faxineiras) e das crianças. Elas, em especial, fizeram com que este trabalho de campo se tornasse extremamente prazeroso.

Capítulo II

André e Marcos: quem são essas crianças?

Neste capítulo apresentaremos todas as informações construídas sobre as crianças durante a pesquisa de campo. A seleção das crianças foi realizada nos procedimentos da 1ª Fase. A partir das entrevistas realizadas com as educadoras na 2ª Fase, construímos um perfil dessas crianças na creche. Para a construção do perfil de Marcos e André utilizamos os temas constantes do roteiro de entrevista (Anexo C) para sintetizar as informações trazidas pelas educadoras. Esses temas ensejaram a construção das seguintes categorias:

a) adaptação na creche;
b) envolvimento em episódios diferentes;
c) características marcantes;
d) relacionamento com as educadoras;
e) relacionamento com os colegas;
f) atividades preferidas;
g) dificuldades constatadas;
h) outros comentários.

Além dos relatos das professoras do turno da manhã e da tarde da Turma 2, tivemos entrevistas com as duas auxiliares da Turma e com a professora da Turma 1 do turno da manhã, que havia sido professora de Marcos em 2002. As educadoras entrevistadas foram designadas pelos seguintes pseudônimos:

Quadro 2.1 — Designação das educadoras entrevistadas na 3ª fase da pesquisa.

Educadora	Designação
Professora da Turma 2 no turno da manhã	Beatriz*
Professora da Turma 2 no turno da tarde	Caroline
Professora da Turma 1 no turno da manhã	Fernanda
Auxiliar da Turma 2 no turno da manhã	Gabriela
Auxiliar da Turma 2 no turno da tarde	Izabel*

*Educadoras religiosas.

As entrevistas foram analisadas individualmente e sintetizadas conforme as categorias acima descritas. Desse modo, o perfil das crianças na creche foi construído a partir do conjunto de informações trazidas pelas educadoras. Os procedimentos da 2ª Fase permitiram caracterizar o modo de ação das crianças durante suas atividades na creche e em interação com a pesquisadora e com suas mães. A síntese dessas informações é descrita nos seguintes tópicos:

a) Caracterização dos modos de ação de André (criança considerada agressiva) na creche.

b) Caracterização dos modos de ação de André na interação com a pesquisadora.

c) Caracterização dos modos de ação de André na interação com sua mãe.

d) Caracterização dos modos de ação de Marcos (criança considerada não agressiva) na creche.

e) Caracterização dos modos de ação de Marcos na interação com a pesquisadora.

f) Caracterização dos modos de ação de Marcos na interação com sua mãe.

Essa caracterização foi feita a partir da análise das videogravações. Como tínhamos como objetivo maior identificar como se comportavam André e Marcos nas atividades na creche e durante atividades individuais com a pesquisadora e com suas mães, utilizamos todo o material filmado, pois nos interessava ter acesso ao maior número de situações para que pudéssemos estabelecer com maior segurança padrões de comportamentos dessas crianças. As filmagens foram realizadas em vários dias e horários diferentes, permitindo o registro das crianças nas diversas atividades que realizam na creche. As fitas foram assistidas pela pesquisadora e por uma auxiliar de pesquisa, que fizeram registros escritos sobre os modos de ação de André e Marcos em cada uma das atividades registradas. Depois, esses registros escritos foram discutidos e comparados para que fossem identificadas as características de comportamento mais marcantes de André e de Marcos. As descrições a seguir sintetizam, portanto, as análises de cada uma das crianças nos espaços mais utilizados por elas na creche e de suas interações com as professoras e com as outras crianças. Além disso, apresentamos um relato sobre os momentos de interação entre André e Marcos e a pesquisadora e com suas mães.

1. Seleção das crianças

A primeira criança indicada pela creche como agressiva foi um menino da Turma 2. Essa criança foi caracterizada como agressiva principalmente porque mordia os colegas; além disso, apresentava um comportamento diferenciado dos demais no tocante à linguagem e à interação com as outras crianças. Após algumas observações levantamos a hipótese de que essa criança tivesse algum comprometimento psicofisiológico e sugerimos à mãe que procurasse um neurologista ou psiquiatra infantil. Diante disso, passamos a não considerá-lo como participante potencial da pesquisa, visto que seu caso exigiria estudos de outros aspectos não contemplados em nossos objetivos.

Foram indicados dois meninos da Turma 5. Fizemos então várias observações na turma e, nesse momento, chegamos a duvidar que fôssemos conseguir participantes para nossa pesquisa, pois não conseguíamos ratificar as indicações da creche ao definir como critério que o comportamento agressivo deveria ser freqüente e intencional (criança age por motivação própria e para causar algum dano e não de modo reativo — reação a alguma agressão/frustração).

Guardamos nossas inquietações e passamos então para a Turma 4, onde a professora do turno da manhã pediu que focalizássemos nossa atenção em seis meninos e em uma menina. Ao observar esses meninos, verificamos que eram autores de comportamentos que se desviavam daqueles desejados pela professora, mas que não eram agressivos. Chegamos até a presenciar momentos de "luta" entre eles e outros colegas, mas estavam brincando de brigar, e não nos pareceu terem a intenção de machucar o outro. Com esse olhar percebemos que as crianças indicadas eram aquelas que de algum modo se desviavam do grupo por desobediência ou indisciplina.

A coordenação nos indicou mais três crianças, dois meninos da Turma 3 e um da Turma 2. Passamos então a observar a Turma 3, e também não conseguimos ratificar as indicações. Voltamos, então, à Turma 2, e focando nossa atenção no menino indicado pela coordenação e em outro indicado pela professora do turno da manhã, mais uma vez se confirmou que a indicação era para as crianças de comportamento desviante, mas não necessariamente agressivas. Entretanto, nessa turma, havia um outro menino, que também foi apontado pela professora, depois de minha curiosidade sobre ele, como freqüentemente agressivo. Essa criança, durante nossas observações, protagonizou alguns episódios de agressão intencional a outras crianças, sendo, por essa razão, um participante potencial da pesquisa.

Depois de já ter observado todas as crianças indicadas pela creche, constatamos a necessidade de entender melhor a queixa de pais e professores quando falam do aumento de episódios de agressão, pois nossas observações evidenciaram a ausência de clareza e incompatibilidade da nossa definição do comportamento agressivo com a evidenciada pelas queixas dirigidas às crianças indicadas pela creche. Desse modo, durante a análise das entrevistas sobre agressividade, apresentaremos algumas hipóteses sobre a existência dessa confusão conceitual.

Como encontramos somente uma criança apresentando freqüentemente episódios de comportamento agressivo, decidimos não só continuar a pesquisa com essa criança, mas também fazer um estudo comparativo com outra criança que fosse indicada como modelo (uma criança tranqüila e que participasse das atividades — fizemos questão de esclarecer que não queríamos "o mais quieto", e sim aquele considerado exemplar). Pedimos então que as educadoras da Turma 2, turma da primeira criança escolhida, nos indicassem uma criança com essas características. Todas nos indicaram a mesma criança. Decidimos então que essa criança seria nossa segunda participante em potencial e que os demais procedimentos de pesquisa seriam realizados para as duas, acreditando que o conhecimento dos modos de ação dessa outra criança poderia nos oferecer novas reflexões sobre nosso objeto de estudo, pois considerando que todas as crianças possuem um nível de agressividade poderíamos analisar formas distintas de sua manifestação.

O perfil dessas crianças e de suas famílias será apresentado adiante. Para a criança considerada agressiva utilizaremos o nome fictício "André" e para a criança considerada não agressiva (modelo) utilizaremos o nome fictício "Marcos".

2. André

2.1. Perfil de André na creche

Adaptação na creche — Conforme relato das educadoras, André inicialmente foi matriculado na Turma 1 juntamente com sua irmã mais nova, mas como ficavam muito próximos, tentando resolver suas dificuldades independentemente do auxílio das educadoras, isso estava dificultando a adaptação de ambos, por essa razão o menino foi transferido para Turma 2. André apresentou dificuldades na adaptação, especialmente no controle dos esfíncteres e na alimentação. Foram muito freqüentes os episódios de sujar a roupa. André chegou a urinar e defecar até no refeitório, conforme relato de Beatriz. Beatriz e Caroline associaram essa dificuldade com o fato de André não conseguir se expressar para pedir para ir ao banheiro ou mesmo responder que "sim" ou "não" quando questionado pelas educadoras. Beatriz chegou a duvidar da capacidade de compreensão de André, já que ele não respondia às suas perguntas. Caroline relatou alguns episódios de André no momento da pesquisa (após seis meses do início das atividades na creche), como urinar na roupa, porque não conseguia solicitar sua ida ao banheiro. Afirmou que André não pedia, somente comunicava que estava indo ao banheiro, isso quando já não conseguia mais esperar. Beatriz lembrou da cor da pele de André (muito amarela) e de perceber manchas brancas em seu rosto como aspectos que chamaram sua atenção quando chegou à Turma 2. Conforme Beatriz, André parecia uma criança anêmica. Comunicou então suas suspeitas à coordenadora que lhe pediu para conversar com a mãe da criança. A mãe lhe contou que André não comia quase nada e não gostava de carne e leite. André sistematicamente derramava o leite na hora do café da manhã e demorou cerca de dois meses até que conseguisse adquirir o hábito de comer esse alimento na creche. Além dessas dificuldades, André não conseguia cumprir as atividades de rotina da creche: esperar pelo lanche, ficar na fila. Caroline relacionou esses comportamentos com o fato de aquele ser o primeiro ano de André na creche. Para Gabriela, a adaptação de André à Turma 2 foi boa, pois ele, diferentemente de outras crianças, quando são mudadas de turma, não chorou. Entretanto, ratificou suas dificuldades em relação à alimentação, em solicitar para ir ao banheiro e em não conseguir controlar a urina. Para Izabel, André também teve dificuldades em se integrar com os colegas porque os agredia.

Envolvimento em episódios diferentes — Beatriz, ao comentar as dificuldades de André com a alimentação nos seus primeiros meses na creche, relatou o seguinte episódio: "Aí teve um dia que ele, ele foi escovou os dentes, disfarçou que tinha escovado os dentes, como a outra menina que me ajudava antes era muito nova, no início, não prestou atenção, quando ele chegou em mim tava com a boca de um lado, parecia que tava inchada, aí pedi pra ele abrir a boca, ele não quis abrir de jeito nenhum. Aí eu fui conversando com ele até ele abrir. Era um pedaço de carne no canto da boca, ele não comeu. Escondeu a carne na boca, mas não engoliu." Beatriz ficou muito preocupada e sem saber como agir quando André sentiu falta de ar na sala de aula. Ela não sabia que ele tinha bronquite e ficou sem saber o que fazer quando André lhe disse que ia morrer. Ligou para a mãe dele que em seguida veio buscá-lo e lhe falou do problema de saúde. Beatriz lembrou também que no período de adaptação de André freqüentemente dormia assim que chegava à creche, pois não agüentava ficar acordado. Gabriela, apesar de não lembrar nenhum episódio diferente, afirmou se sentir irritada com André porque ele não ficava quieto. Para Izabel, ficou marcado o comportamento de André manter a comida no canto da boca, mesmo depois de escovar os dentes.

Características marcantes — As educadoras destacaram a inquietação como a principal característica de André, expressa principalmente pelos seus constantes deslocamentos pela sala. Beatriz destacou ainda os constantes movimentos de André para mexer com as outras crianças, movimentos esses acompanhados de palavras incompreensíveis. Beatriz inclusive relatou suas tentativas de entender as palavras de André, mas não conseguia, pois ele conversava de forma confusa. André se comunicava preferencialmente por gestos, falando pouco com as educadoras e com as crianças. Para Caroline, a socialização não era muito boa, além disso, ela percebia André como uma criança dispersa, não conseguia ficar muito tempo concentrado na mesma atividade e apresentando dificuldades no entendimento de alguns comandos. Beatriz e Caroline destacaram o fato de André não relatar vivências pessoais, não se expressar na hora da "novidade" como as outras crianças. Mesmo sendo uma criança que constantemente desobedecia às ordens, André, conforme Caroline, não era uma criança insistente quando desejava alguma coisa. Apesar de mostrar sua insatisfação diante de uma negação, logo voltava a agir normalmente.

Conforme as educadoras, André parecia não gostar de cantar e fazer gestos, realizando essas atividades de modo automático e não pedia às educadoras para fazê-las. Para Gabriela, André chamava a atenção pela "levadeza", a inquietação. Para Izabel, a "inquietude" de André era sua característica mais marcante, ficava o tempo todo agitado, mexendo com as outras crianças.

Relacionamento com as educadoras — As educadoras comentaram que André era uma criança muito desobediente, muito inquieta, exigindo constantes correções, e com isso o relacionamento era marcado pela repreensão. André raramente olhava no rosto de Beatriz, mesmo durante os momentos em que ela estava conversando com ele. Beatriz procurava sempre elogiar André quando fazia algo correto para ver se desse modo ele "aprendia a fazer coisas boas". Disse também que apesar de André ser agressivo com as outras crianças, nunca a agrediu fisicamente ou verbalmente: "... ele é agressivo, muito agressivo com os outros meninos, mas quando eu vou chamar a atenção dele, em momento algum ele me avança a mão, ele não grita comigo, ele fica calado e faz de conta simplesmente que não entendeu. Mas ele não grita, não levanta a mão, mas tem crianças que levantam a mão e mandam: 'Cala a boca!', manda eu calar a boca, ele não. Ele num, não responde não". Caroline não conversava com André. André a irritava e a desafiava por responder "não" diante de suas ordens. O relacionamento entre os dois era caracterizado principalmente pela imposição de limites para sua inquietação. Beatriz e Caroline, quando questionadas sobre como se sentiam afetivamente em relação a André, afirmaram que ele era uma criança que incomodava porque precisava constantemente ser repreendido, corrigido. André era sempre colocado perto das educadoras quando saíam da creche para algum passeio. Justamente por conhecerem seu comportamento em sala de aula, as educadoras procuravam evitar que André se envolvesse em algum incidente. Para Beatriz, era muito cansativo chamar a atenção de André, porque isso era feito constantemente. Gabriela relatou que logo em seu primeiro contato com André ele a incomodou muito por ser muito agitado, disse também que ficou sem saber se ele não a entendia ou se realmente não queria obedecê-la, já que ela chamava sua atenção e ele não atendia. Gabriela disse que no início do ano chegou a comunicar à coordenadora que não queria que André ficasse com ela porque não tinha paciência com ele, mas que, depois de conversar com a coordenadora, se aproximou mais de André e foi se acostumando com ele. O relacionamento de André com Gabriela melhorou depois de Gabriela ser mais paciente com ele, entretanto, André também a incomodava por ser muito inquieto. Gabriela fez o seguinte comentário quando soube por Beatriz que talvez a coordenadora mudasse André de turma: "Ah! Que alívio!... Porque como ele é muito agitado ele agita a turma toda". Izabel falou que seu primeiro contato com André foi difícil porque ele era "cheio de vontades", que era uma criança esperta, mas muito agitado e isso a incomodava porque ele "não dava sossego, ficava daqui pra ali e a gente tinha medo de ele se machucar". Ao ser questionada sobre o relacionamento com André, Izabel afirmou que era bom, "porque a gente tem que procurar, como é que se diz, se acostumar com os defeitos da criança, né?!".

Relacionamento com os colegas — As educadoras destacaram o fato de André não brincar com as outras crianças, brincar mais sozinho com os objetos. Beatriz afirmou que muitas crianças não gostavam de sentar perto de André por ele ser muito inquieto e agredir os colegas. Caroline afirmou que, mesmo nos momentos em que estava com outra criança, André fazia dessa criança também um objeto, não conseguindo estabelecer relações com os colegas. Ressaltaram novamente o fato de as interações serem estabelecidas pelos gestos (em geral agressivos, de cutucar, empurrar) no lugar das palavras, como convites à interação. André não demonstrava habilidades de negociação com os colegas e, quando desejava algo, pegava sem pedir ou avisar. André mexia com os colegas, batia, beliscava, apertava; e Gabriela e Beatriz ouviam muitas reclamações das outras crianças por causa dessas atitudes de André. Beatriz afirmou ainda que apesar disso percebia que, às vezes, André não batia nas outras crianças com a intenção de machucar, mas sim para se movimentar, bater as mãos e que não escolhia suas "vítimas", mexendo com qualquer criança que estivesse por perto. Apesar de André agir de modo agressivo com os colegas, em especial com os meninos, Gabriela afirmou que ele não comunicava quando alguém o incomodava, procurando ele mesmo reagir às provocações dos colegas sem pedir ajuda às educadoras. Gabriela considerou o jeito "reservado" de André como mais um fator que contribuía em suas atitudes de brincar sozinho e interagir pouco com as outras crianças. Gabriela citou o nome de um menino com quem André brincava sem brigar e de outro com quem ele não "mexia", pois sabia que esse menino revidaria qualquer uma de suas atitudes. Izabel, apesar de perceber as tentativas de André em brincar com as outras crianças, lembrou que ele pegava os brinquedos para si e, quando o colega não queria entregar, ele batia. Essa postura de não gostar de dividir foi apontada por Izabel como motivo para André brincar mais sozinho. Izabel disse também que os dois meninos menores da turma não gostavam de ficar perto de André, pois tinham medo dele.

Atividades preferidas — Beatriz afirmou que André não demonstrava preferência por qualquer atividade ou brincadeira, que em qualquer "canto" em que era colocado ficava sem reclamar e que na hora do parque e nos momentos em que André estava se movimentando ele não dava trabalho. Caroline percebeu a preferência de André por brincar com peças de encaixe e de desenhar, atividades individuais, demonstrando-se insatisfeito em atividades coletivas (jogos e brincadeiras) quando tinha de esperar. Conforme Caroline: "Ele gosta de uma coisa que ele tenha pra ele, de concreto pra ele". Gabriela lembrou a brincadeira com os carrinhos como atividade preferida de André na sala. Izabel destacou o velocípede como brinquedo preferido de André no pátio interno.

Dificuldades constatadas — André não se importava com as repreensões e castigo, não se intimidando com as ameaças das professoras. Para Caroline, André parecia não ter medo de nada. Além disso, André não chorava e, ao invés de se manifestar, agia buscando ele mesmo resolver seus problemas. Beatriz, quando questionada pela pesquisadora se os pais de André já haviam sido chamados na creche em função de seu comportamento de desobediência e inquietação, respondeu o seguinte: "Logo no início, nesse início, assim que eu conversei com a mãe dele, eu já tinha percebido, aí eu até conversei com ela e falei que era bom ela procurar um psicólogo enquanto ele é novinho. Porque eu tava vendo que ele não..., eu não falei assim diretamente, mas que eu tava vendo que ele não é assim muito normal, porque justamente por causa de tudo isso que ele tava demonstrando na época. Depois ele continuou, mas aprendeu algumas coisas, mas, por exemplo, ficar mais calmo ele não fica. É o tempo todo assim se mexendo". Beatriz afirmou que André dava trabalho o tempo todo, inclusive nas apresentações porque não conseguia finalizar seus movimentos junto com os colegas da turma. André parecia não entender o que estava sendo dito por Beatriz e tinha dificuldades em reconhecer as cores e seu nome, no momento da "chamadinha". Beatriz lembrou o fato de a coordenadora ter lhe dito que ela deveria ter calma porque André era muito novo, mas que tinha outras crianças da mesma idade que ele que demonstravam entendimento do que era dito por ela e capacidade para fazer as atividades referidas. Beatriz e Caroline ressaltaram o fato de André ter entrado na creche naquele ano como um dos motivos para suas dificuldades de adaptação e comportamento, pois as outras crianças com mais tempo de instituição mostravam-se mais desenvolvidas do que ele. André só atendia a uma ordem quando uma das educadoras se aproximava dele e o colocava na posição desejada, não atendia aos comandos, parecia não escutar, não ouvir. Conforme Gabriela, André só atendia aos comandos quando era ameaçado por Beatriz a ficar grudado nela, segurando sua roupa, e que isso parecia incomodá-lo muito, portanto obedecia. André sempre exigia uma vigilância constante das educadoras quando iam para algum passeio, porque ele não se comportava do modo orientado por elas.

Outros comentários — De acordo com Gabriela, André tinha mudado de sala pouco antes do término da pesquisa, mas ela não sabia o motivo. André não fazia "nada" durante as apresentações, a despeito das tentativas de Beatriz e Caroline, e por essa razão ficava mais atrás, mais escondido com papéis secundários que não exigiam grandes esforços (pedra, árvore etc.). André não cantava, não dançava na sala e não pedia para ir à frente da turma contar estórias, cantar, só se manifestava para pedir para ir ao banheiro, beber água ou ir aos carrinhos. As educadoras ressaltaram o fato de essas atividades não chamarem a atenção de André, que apesar de agir de modo agressivo era uma criança mais "tímida". Para Izabel, André não participava muito das apresentações por causa de sua distração, de estar constantemente olhando para os lados e por querer ficar com a mãe quando notava sua presença. Izabel afirmou ter dificuldades para perceber maiores detalhes do comportamento de André na sala, pelo fato de ela estar o tempo todo envolvida com atividades de cuidado e por essa razão não compartilhar com a professora da supervisão e organização das demais atividades realizadas pelas crianças.

2.2. Caracterização dos modos de ação de André na creche

Refeitório — Durante as refeições, André se alimentava rápido, sendo geralmente o primeiro a terminar. No almoço sempre pedia mais para as educadoras. Houve somente uma sobremesa que ele recusou: melancia.

Sala de aula — André conseguia se comportar como as outras crianças da turma quando estava envolvido com alguma atividade: desenho, brincadeira com blocos de plástico ou madeira, ouvir estórias, fazer dobradura. Mostrava-se bastante inquieto durante os intervalos entre uma atividade e outra, quando tinha que esperar sentado com as pernas cruzadas (posição denominada na creche de "pose do chinês"). Nesses momentos, foram inúmeros os episódios de desobediência ao comando das professoras. André não conseguia se manter parado sem atividade e por isso sempre se locomovia pela sala. Algumas vezes, para buscar contato com outras crianças, outras para ver o que tinha acontecido em outro lugar da sala (por exemplo, quando alguém derrubava algo ou estava sendo repreendido pela professora).

Parque — André brincou com os brinquedos do parque do mesmo modo que as outras crianças, sem apresentar qualquer comportamento diferente. Demonstrou possuir as habilidades físicas e motoras necessárias ao uso dos brinquedos. Exigiu maior atenção da professora no término da atividade, pois se mantinha no brinquedo mesmo depois de ser avisado sobre o término do "recreio".

Pátio interno — André brincava mais com os brinquedos e menos com as crianças, com poucas interações com colegas. Chamou a atenção o fato de, durante um desses momentos, carregar vários brinquedos ao mesmo tempo (estava em um velocípede, carregando outro e um carro).

Interação com as professoras — A relação de André com Beatriz foi marcada pelos episódios de repreensão verbal e física. André se mostrou pouco envolvido e atento às falas de Beatriz, raramente atendia às suas solicitações para cantar alguma música e fazer os gestos. Ele não demonstrou qualquer constrangimento diante das várias repreensões de Beatriz, sendo que tanto suas repreensões verbais como suas atitudes físicas de fazê-lo obedecer às ordens não se mostraram efetivas, pois André, assim que possível, voltava a se movimentar como queria. Essas atitudes nos pareceram evidenciar que André não reconhecia em Beatriz uma figura de autoridade. Uma das situações ilustra essa hipótese: após o almoço, as crianças voltaram para a sala e foram colocadas em círculo para que aguardassem ser chamadas para escovar os dentes e ir ao banheiro, para depois descansarem. André, após ter sido conduzido por Beatriz fisicamente durante várias vezes de volta para "seu" lugar na esteira, passou a brincar com três almofadas que estavam atrás do círculo das crianças. No momento em que percebeu a aproximação de Beatriz, André fez um meio sorriso (colocando a língua entre os dentes e o lábio inferior), olhou para Beatriz e rapidamente se levantou das almofadas e correu para outro canto da sala.

Na interação com Caroline, André se comportou de modo um pouco diferente. Ele respondeu parcialmente às suas ordens, conseguindo fazer o que era solicitado, mesmo que provisoriamente, ou seja, que depois de algum tempo voltasse a se movimentar como queria. Acreditamos que essa diferença de comportamento esteja relacionada aos modos de agir das professoras, mas também às atividades que são realizadas em cada turno, pois à tarde os intervalos entre uma atividade e outra são menores do que no turno da manhã, sendo que as crianças ficam mais tempo envolvidas na realização de atividades.

Interação com as crianças — André buscou interagir com outras crianças, especialmente os meninos. Sua abordagem foi predominantemente física, chegava cutucando, empurrando, mexendo com a outra criança, somente algumas vezes conseguimos registrar André conversando com os colegas. Na maior parte dos contatos, a comunicação era física, imitando os gestos, olhando as brincadeiras dos outros. Registramos também alguns episódios em que André bateu em outras crianças (dando cotoveladas, empurrando a cabeça), episódios que também ocorreram nos intervalos entre as atividades. Em alguns momentos André também foi alvo da agressão de outras crianças, algumas vezes ele reagiu, em outras se manteve inerte, mas em nenhuma ocasião comunicou o fato às professoras.

De modo geral, André pareceu não se importar com o fato de ser repreendido diante dos colegas, ou mesmo de não ser "aceito" pelas professoras. Nesses episódios André não demonstrava qualquer reação que evidenciasse constrangimento. Em algumas situações em que outras crianças comunicavam às professoras que ele havia batido nelas, André tentou argumentar verbalmente dizendo algo do comportamento delas. Mas de modo geral não parecia incomodado com o fato de as professoras chamarem sua atenção. Mostrava-se inquieto nas situações em que foi fisicamente contido, mexendo braços e pernas para tentar se livrar da contenção. As interações com os colegas demonstraram uma certa inabilidade para iniciar contato; André não conseguiu "seduzir" outras crianças para que pudesse participar de interações já iniciadas, e por isso, várias vezes, se manteve só observando a brincadeira dos colegas. Durante as brincadeiras com objetos mostrou-se muito envolvido, não procurando interagir com os colegas. Não conseguia fazer uso da palavra para reclamar ou solicitar alguma coisa, os episódios em que falou algo em voz alta foram muito restritos e normalmente ocorriam quando estava respondendo junto com os colegas a alguma pergunta das professoras. Citamos como exemplo desse fato a seguinte situação: Caroline, após contar a estória de Chapeuzinho Vermelho utilizando uma boneca que se transformava em três personagens dessa estória, deixou a boneca circular entre as crianças. André estava um pouco atrás do círculo entre duas meninas, a boneca passou da mão de uma para outra, sem passar em sua mão, ele então acompanhou com o olhar a boneca passando nas mãos das outras crianças e quando estava na mão da penúltima criança do círculo foi até lá e ficou atrás dessa criança. Nesse momento, Débora, que estava excepcio-

AGRESSIVIDADE NA PRIMEIRA INFÂNCIA

nalmente ajudando Caroline, retirou André e o colocou de volta no lugar em que estava anteriormente. Caroline esperou Marcos, última criança do círculo, pegar a boneca e então a guardou sem que André tivesse tido a oportunidade de tocá-la. André não fez qualquer reclamação.

2.3. Caracterização dos modos de ação de André na interação com a pesquisadora

Foram realizadas duas sessões entre André e a pesquisadora. Essas sessões aconteceram em uma das salas da creche (sala da secretaria), onde foram colocadas uma mesinha e duas cadeiras — sobre a mesa havia um carrinho com cinco peças de encaixe, um conjunto de lápis de cor, um conjunto de giz de cera, folhas em branco, massa de modelar e peças de madeira/plástico para montagem. A única instrução da pesquisadora a André foi a de que poderia brincar com o que quisesse. Nas duas sessões ele se mostrou bastante envolvido com os objetos, brincando uma boa parte do tempo com o carrinho com peças de encaixe. Durante as brincadeiras, a pesquisadora fez-lhe várias perguntas, sendo que somente algumas delas foram respondidas. As poucas respostas verbais vieram em referência aos desenhos que fez, cobra e bolas. A maior parte da interação ocorreu pelo olhar e pelos gestos de André, que, várias vezes, buscou contato com a pesquisadora através dessa linguagem física. Sempre que a pesquisadora se movimentava ou pegava algum objeto, André a olhava. Um especial interesse foi demonstrado quando a pesquisadora imitava vozes infantis representando algum boneco. Entretanto, apesar de mostrar um "olhar" atento, André não deu continuidade à brincadeira. Durante boa parte do tempo, a pesquisadora somente observou André brincando sem que fosse incluída na brincadeira. Nas duas sessões ele retirou o tênis e ficava movimentando os pés enquanto brincava. André mostrou-se curioso, explorando todos os objetos trazidos pela pesquisadora. Em alguns momentos demonstrou dificuldade em conseguir escolher com o que brincar, mantendo vários objetos em suas mãos. André se mostrou resistente a voltar para a sala no término das duas sessões. Na primeira delas, a pesquisadora inclusive deixou que ele levasse um dos brinquedos.

2.4. Caracterização dos modos de ação de André na interação com sua mãe

Foi realizada uma sessão entre André e sua mãe. Essa sessão foi realizada em uma das salas da creche (sala da secretaria), onde foram colocadas uma mesinha e duas cadeiras — sobre a mesa havia um carrinho com cinco peças de encaixe, um conjunto de lápis de cor, um conjunto de giz de cera, folhas em branco, massa de modelar e peças de madeira/plástico para montagem. A única instrução da pesquisadora foi que podiam brincar com o que quisessem e que depois de algum tempo deveriam montar um quebra-cabeça. A interação entre André e sua mãe se modificou ao longo da sessão. No início ele se mostrou bastante envolvido com os objetos. Sua mãe lhe fez várias perguntas e ele não respondeu a nenhuma delas, propôs algumas brincadeiras e ele brincou um pouco com ela. Com o passar do tempo, André começou a responder e a interagir mais com a mãe, que, em determinado momento, virou seu rosto para que visualizasse o rosto dela, depois disso André passou a responder a suas perguntas e a manter mais contato visual. A mãe de André se mostrava bastante satisfeita sempre que ele respondia às suas perguntas, sorrindo e dizendo: "Ah!!!". Depois de cerca de meia hora do início da sessão, a pesquisadora solicitou que eles guardassem os brinquedos que estavam na mesa e montassem o quebra-cabeça. André ajudou sua mãe a guardar os brinquedos. Ele e sua mãe dividiram as peças do quebra-cabeça e cada um começou a montar individualmente suas peças. A pesquisadora informou que as peças pertenciam ao mesmo quebra-cabeça. A mãe convidou André para montarem juntos. O menino lhe entregou suas peças e lhe disse que não conseguia. André passou a mexer em uma caixa e abandonou o quebra-cabeça. Sua mãe solicitou sua ajuda, como ele não demonstrou interesse, ela montou sozinha o quebra-cabeça. Nesse momento, a pesquisadora comunicou a André que poderia brincar com as peças que estavam dentro da caixa, e explicou que se tratavam de peças de encaixe que traziam o nome do objeto, sua figura e sua primeira letra. André e sua mãe mexeram nas peças, e a partir desse momento André se mostrou muito mais envolvido no contato com a mãe. As peças funcionaram como um bom mediador para que eles mantivessem interações mais contínuas. André não só respondeu às perguntas feitas pela mãe sobre as figuras como também fez outros comentários. Após 50 minutos do início da sessão, a pesquisadora lhes avisou que a sessão estava terminando e pediu que escolhessem uma última atividade para fazer. Pegaram papel e as caixas de lápis de cor e giz de cera. Sua mãe contornou a mão de André com um lápis de cor e ele fez movimentos para indicar que desejava fazer o mesmo. Sua mãe então pegou outra folha e mudou o lápis da mão esquerda de André para a mão direita, assim ele conseguiu contornar sua própria mão. Depois disso eles brincaram mais um pouco com o giz de cera e novamente a pesquisadora avisou sobre o fim da sessão. André pareceu desconsiderar o aviso e continuou a brincar, sua mãe se manteve inerte, parecendo não saber o que fazer. Ficamos com a impressão de que ela não se sentiu à vontade para interromper a atividade por conta própria. Desse modo, depois de mais cinco minutos, a pesquisadora solicitou que André interrompesse as atividades e encerrou a sessão. Assim como nas sessões com a pesquisadora, André resistiu a voltar para as atividades da creche.

Nessa sessão com a mãe, André demonstrou habilidade em conversar, se expressando pelo uso correto das palavras, mas ao mesmo tempo demonstrou também que esse modo não era sua forma mais freqüente de comunicar-se, reforçando os padrões apresentados em sala de aula e nas sessões com a pesquisadora. Apesar de ter se comunicado com a mãe, demonstrou maior interesse pelos objetos do que em estabelecer interações com ela. A mãe também não conseguiu demonstrar interesse em desenvolver atividades conjuntas com André. Suas tentativas foram somente verbais, sendo que ao longo da sessão ela pareceu desistir de obter a atenção de André. A montagem do quebra-cabeça evidenciou esse fato porque não foram implementadas estratégias para convencer André a participar da atividade que acabou sendo realizada somente por ela. André e a mãe não apresentaram comportamentos que evidenciassem proximidade afetiva entre eles (troca de olhares, sorrisos, aproximação física), mantiveram-se com o mesmo humor durante a sessão, e desse modo o "clima emocional" se manteve estável.

3. Marcos

3.1. Perfil de Marcos na creche

Adaptação na creche — Marcos entrou na creche no segundo semestre do ano anterior à pesquisa. Conforme Beatriz, Marcos chorava muito quando estava na Turma 1 e chamava constantemente pelo pai. De acordo com Fernanda, Marcos era bastante inibido e pedia para ficar com a tia, que era funcionária da creche. Não apresentou dificuldades quanto ao uso do banheiro e apesar de falar pouco conseguia pedir para usar o banheiro quando necessitava. Resistiu um pouco a se alimentar, porque, conforme Fernanda, parecia que estava mais acostumado ao uso de mamadeira. De acordo com Beatriz, a adaptação de Marcos na Turma 2 foi muito tranqüila, pois os colegas eram praticamente os mesmos do ano anterior. Ao falar da alimentação de Marcos, Beatriz destacou o fato de ele comer muito lentamente, com muita calma. Gabriela também reforçou essa dificuldade com a alimentação, afirmando que Marcos, na época da pesquisa, ainda demorava a comer, e não gostava de comer determinados alimentos, como, por exemplo, verduras e carnes. Essa rejeição de Marcos a comer carne foi percebida por Caroline. Conforme Izabel, a adaptação foi tranqüila e Marcos não deu qualquer trabalho para se alimentar ou ir ao banheiro.

Envolvimento em episódios diferentes — Marcos, durante o período de adaptação, se tranqüilizava quando via um outro menino da Turma 5 e por essa razão algumas vezes ia para essa outra turma. Para Beatriz ficou marcada a cena dele tão pequenininho estar no meio dos grandes e de todas as crianças quererem ajudar a cuidar de Marcos. Beatriz lembrou também que Marcos sempre chorava quando ouvia que iam passear, demonstrando medo de sair da creche, mas que depois da entrada no ônibus e durante o passeio ele se tranqüilizava. Fernanda lembrou o medo demonstrado por Marcos quando ouvia ou via a coordenadora, pedindo inclusive para ficar ao seu lado quando a coordenadora se aproximava dele. Fernanda comentou o fato de Marcos ser muito apegado à mãe e perguntar várias vezes durante o dia se ela viria buscá-lo; notou também que ele conseguiu adquirir confiança e ficar mais relaxado na creche e que ela o elogiou por isso. Para Gabriela, a única situação que lhe causava estranhamento era quando Marcos fazia bagunça, comportamento raro de acontecer. Caroline não se lembrava de qualquer acontecimento diferente envolvendo Marcos. Afirmou brincar com ele assim como brincava com as outras crianças da Turma 1 (turma de Marcos no ano anterior à pesquisa). Caroline mostrou-se até incomodada porque constatou que, por ser uma criança muito tranqüila, Marcos não era foco de sua atenção. Atenção essa dirigida para as crianças que davam trabalho. Caroline afirmou: "Eu tava até analisando como é que quando uma criança assim ela é muito calminha é até difícil de ela chamar atenção porque a gente fica tanto nos que dão mais trabalho... É até ruim assim porque a gente não chega muito assim a perceber ele, porque a gente é tão focalizada em Mar, Mateus, nessas crianças assim, que a gente, eu tava pensando assim, eu não tenho nada pra falar assim que tenha me chamado atenção do Marcos". Caroline assim como Beatriz afirmaram utilizar Marcos como modelo quando queriam chamar a atenção de outra criança ou da turma para um comportamento desejado.

Características marcantes — Para Beatriz a característica mais marcante de Marcos era a calma, Marcos sempre a obedecia e que não dava qualquer trabalho, inclusive a ajudava com algumas tarefas na sala de aula. Conforme Beatriz, quando tinha alguém diferente na sala, como a coordenadora, Marcos gostava de se manifestar e de falar tudo o que havia acontecido, mas não era uma criança que gostava de se apresentar nas festas, de dançar e não pedia para contar estórias, ficava mais quieto, mais retraído. Para Fernanda, a característica mais marcante de Marcos era o fato de ceder os brinquedos para outras crianças, fato esse que a intrigava, pois estava numa fase em que as crianças normalmente não gostavam de dividir os brinquedos com os colegas. Mesmo quando Fernanda dizia a Marcos que ele podia brincar mais um pouco com aqueles brinquedos, ele lhe respondia que o colega estava querendo. Marcos demorou bastante a se sentir encorajado a cantar na frente dos colegas, o que ocorreu quatro meses depois de sua entrada na creche, segundo relato de Fernanda. Gabriela e Beatriz confirmaram essas declarações de

Fernanda relatando a timidez de Marcos para se expressar através da música, de gestos e de não solicitar para contar estórias. Gabriela destacou como principal característica de Marcos a meiguice e a tranqüilidade, afirmando que ele era muito carinhoso. Caroline destacou a tranqüilidade e a educação como características marcantes de Marcos. Izabel inicialmente teve dificuldades em relatar alguma característica marcante de Marcos, mas depois se lembrou da tranqüilidade e que era uma criança que batia pouco nos colegas.

Relacionamento com as educadoras — O relacionamento de Beatriz com Marcos era muito bom justamente porque Beatriz não tinha qualquer problema com ele. Beatriz afirmou ainda que devido a sua tranqüilidade às vezes ela nem notava Marcos na sala, que ele passava despercebido. Apesar do bom relacionamento, Beatriz ressaltou o fato de Marcos não buscar contato físico, ficando mais em seu "canto". Quando questionada sobre como se sentia afetivamente em relação a Marcos, Beatriz fez a seguinte declaração: "Ah, muito bom! Porque é um menino muito calmo, que não dá trabalho, muito bom mesmo. Quem dera, eu até brinco, às vezes, quem dera que eu tivesse vinte Marcos na sala, minha sala seria muito calma (risos)". Fernanda afirmou ser muito próxima a Marcos, que ele era muito carinhoso com ela. Segundo Fernanda, o relacionamento entre eles foi "maravilhoso". Ela acreditava que o fato de conhecer seus pais parece ter facilitado essa aproximação. Afirmou ainda: "Ele tem a característica de conquistar. Talvez o jeitinho dele assim de ser muito calmo, né?!". Gabriela disse que Marcos é muito quieto, tímido e por essa razão, às vezes, passa despercebido: "tem vez que... eu quase não percebia, às vezes ele na sala de tão quieto que ele é". Apesar dessa constatação, Gabriela disse ser próxima a Marcos, gostar dele, e inclusive o abraçar, assim como fazia com os outros meninos. Para Gabriela, Marcos era uma criança muito fácil de lidar porque sempre obedecia. O relacionamento entre Marcos e Caroline não era de muita proximidade. Caroline voltou a reafirmar que as educadoras se aproximavam mais de quem dava mais trabalho. Caroline conversava somente o essencial com Marcos, já que raramente precisava chamar sua atenção para se comportar da forma apropriada à atividade. Izabel comentou que seu primeiro contato com

Marcos foi um pouco difícil, que ela se sentia incomodava com a calma dele, com o tempo que levava para fazer as coisas, porque ele era muito quieto, muito parado, tinha dificuldades para tirar a roupa na hora do banho, ficava esperando a educadora fazer as coisas por ele. Entretanto, como o número de crianças era grande, Izabel não podia atendê-lo e precisava ajudá-lo a desenvolver sua autonomia. Com o tempo Marcos foi se adaptando e realizando as atividades do modo esperado. Conforme Izabel, seu relacionamento com Marcos era o mesmo que ela tinha com as outras crianças. Ele conversava normalmente com ela.

Relacionamento com os colegas — Conforme Beatriz, Marcos se relacionava bem com todas as crianças, e ela nunca havia notado se ele demonstrava preferência por algum colega, entretanto percebia que Marcos não gostava de sentar-se próximo aos meninos "bagunceiros". Fernanda afirmou que Marcos tinha um bom relacionamento com todos os colegas, nunca retirou nada das mãos de outra criança. Gabriela disse ainda que Marcos não revidava as provocações dos colegas. Conforme Gabriela e Caroline, Marcos não gostava de sentar-se próximo a um colega que mordia e batia nas outras crianças. Para Caroline, Marcos tinha uma boa socialização, conversava e gostava de brincar com os colegas e não era individualista. Izabel afirmou que Marcos se relacionava bem com as outras crianças, conversando e brincando com os colegas.

Atividades preferidas — Marcos gostava de brincar no canto dos carrinhos e de desenhar, conforme relato de Beatriz. Marcos já estava começando a escrever as letras do seu segundo nome e isso inclusive chamava a atenção de Beatriz, pois era um nome pouco trabalhado por ela na Turma, diferentemente de seu primeiro nome, que era o mesmo de um outro colega da turma. Fernanda afirmou que as atividades preferidas de Marcos eram o desenho e o velocípede. Gabriela notava a preferência de Marcos pelos carrinhos e pelas peças de montar de madeira (toquinhos) quando estavam na sala e por um balanço coletivo quando estavam no parque. Conforme Izabel e Caroline, Marcos demonstrava preferência pelo velocípede quando estava no pátio interno e na sala se interessava por tudo e conseguia participar de todos os jogos propostos.

Dificuldades constatadas — Beatriz e Fernanda relataram a insegurança que Marcos sentia quando sabia que iam sair da creche para algum passeio. Caroline relatou a timidez de Marcos como um obstáculo a sua manifestação durante as atividades de cantar e dançar.

Outros comentários — Conforme Caroline, Marcos era uma criança que sempre aceitava todas as ordens e não apresentava qualquer questionamento ou cobrança. Marcos participava bem nas apresentações, mas nunca era colocado nos papéis principais, destinados às crianças mais extrovertidas. Conforme Caroline, se fosse escolhido Marcos participaria, mas se não fosse, não reclamaria. Ao final da entrevista, Caroline voltou a comentar que se sentiu chateada ao perceber que dava pouca atenção a Marcos, que isso não devia ser assim. Relacionou essa sua forma de agir como uma das razões para Marcos ser tão calado e tão quieto, ou seja, por falta de atenção de sua parte, de não tentar estimular Marcos a participar mais. Gabriela comentou que a única coisa que Marcos pedia era para ficar na frente dos colegas quando faziam fila (trenzinho) para se locomover de um lugar a outro. Izabel percebia o bom comportamento de Marcos durante os passeios e nas apresentações. Quando questionada sobre Marcos gostar de cantar ou dançar, Izabel afirmou não ter conseguido perceber pelo fato de estar o tempo todo envolvida com atividades de cuidado e, por essa razão, não compartilhar com a professora da supervisão e organização das demais atividades realizadas pelas crianças.

3.2. Caracterização dos modos de ação de Marcos na creche

Refeitório — Marcos se alimentou de maneira pausada, não solicitando em nenhum episódio mais comida para as educadoras.

Sala de aula — Marcos cumpriu prontamente todas as ordens das professoras. Em geral as acompanhava logo que iniciavam uma música, sendo uma das primeiras crianças a responder às solicitações. Recebeu elogios das professoras e foi utilizado como modelo de comportamento no seguinte episódio: após o jantar/sopa, a turma foi colocada em círculo do lado externo da sala e deveria fazer juntamente com Beatriz uma dobradura. Nesse dia Beatriz estava substituindo Caroline. Beatriz distribuiu as folhas já dobradas ao meio e estava começando a explicar como deveria ser feita a próxima dobradura quando percebeu que as crianças estavam muito agitadas e dispersas. Beatriz resolveu então recolher as folhas de todas as crianças. Fez isso enquanto repreendia toda a turma e algumas crianças reclamavam. Depois falou que ia fazer somente com aqueles que estavam prestando atenção e devolveu a folha a Marcos dizendo: "Toma Marcos sua folha porque você está prestando atenção!". Marcos foi então o primeiro a receber a folha de volta. Em pouquíssimos episódios Marcos precisou ser chamado individualmente para obedecer a algum comando; assim que escutava seu nome, já respondia se comportando do modo solicitado pela professora. Conseguia manter-se "quieto", mesmo durante os intervalos entre as atividades. Em um dos episódios, onde Caroline estava ensinando as crianças a fazer uma flor de papel, Marcos ajudou os colegas a fazer as dobraduras.

Parque — Marcos brincou com os brinquedos do parque como as outras crianças, não apresentando qualquer comportamento diferente. Demonstrou possuir as habilidades físicas e motoras necessárias ao uso dos brinquedos.

Pátio interno — Marcos brincou com os brinquedos e com as outras crianças no pátio interno sem apresentar qualquer comportamento diferente.

Interação com as professoras — Marcos demonstrou reconhecer nas professoras figuras de autoridade que deveriam ser obedecidas, respondendo prontamente a suas ordens. Marcos agiu de modo semelhante diante das duas professoras, não apresentando diferenças que tenham chamado nossa atenção. Marcos não realizou qualquer comportamento para ficar mais próximo das professoras, como disputar o primeiro lugar da filha ou sentar-se ao lado delas no círculo.

Interação com os colegas — Marcos interagia com as crianças sempre que possível brincando ou conversando em voz baixa. Não registramos nenhum episódio no qual tivesse agredido outras crianças. Nos episódios em que foi alvo de agressão, tentou se defender ou se afastar do colega sem comunicar o fato às professoras.

3.3. Caracterização dos modos de ação de Marcos na interação com a pesquisadora

Foram realizadas duas sessões entre Marcos e a pesquisadora. Essas sessões foram realizadas em uma das salas da creche (sala da secretaria), onde foram colocadas uma mesinha e duas cadeiras — sobre a mesa havia um carrinho com cinco peças de encaixe, um conjunto de lápis de cor, um conjunto de giz de cera, folhas em branco, massa de modelar e peças de madeira/plástico para montagem. A única instrução da pesquisadora a Marcos foi a de que poderia brincar com o que quisesse. Nas duas sessões Marcos respondeu às questões da pesquisadora, falando sobre sua família, colegas e brinquedo. Marcos continuou as interações iniciadas pela pesquisadora, assim como iniciou outras conversando sobre suas dúvidas e descobertas em relação aos brinquedos. Marcos, quando convidado, brincou juntamente com a pesquisadora, contando estórias e dramatizando situações com a utilização de objetos. Marcos fez desenhos e relatou à pesquisadora o que desenhou, assim como criou situações para os objetos desenhados. Antes do início formal da primeira sessão (videogravação), Marcos já começou a conversar com a pesquisadora lhe contando que havia ganhado uma carreta e lhe perguntando sobre uma luva que estava em outra mesa da sala. Nessa sessão a pesquisadora teve um problema com a fita de vídeo, sendo que parte das interações não foi gravada. Nos momentos em que a pesquisadora estava tentando consertar o equipamento, Marcos continuou a brincar sozinho, fazendo um desenho de um tubarão com a boca cheia de "dentões", conforme declarou. Também comunicou a pesquisadora que seria legal se outras crianças estivessem ali com eles, especialmente seu colega de turma preferido. Essa sessão foi encerrada com cerca de trinta minutos. Após a pesquisadora ter comunicado o término a Marcos, ele se dirigiu espontaneamente para a porta, abrindo-a em seguida. Marcos resistiu ao convite da pesquisadora para participar da segunda sessão, sendo posteriormente convencido por Caroline. Durante essa sessão, Marcos se mostrou interessado em saber o que estava acontecendo do lado de fora da creche após ter escutado uma buzina de carro, demonstrando com isso que não estava completamente envolvido na sessão. Após cerca de 21 minutos Marcos pediu para voltar para sala e para levar dois cavalinhos de plástico. A pesquisadora lhe disse que poderia levar um deles. Após escolher o que queria, Marcos novamente se dirigiu sozinho até a porta da sala.

3.4. Caracterização dos modos de ação de Marcos na interação com sua mãe

Foi realizada uma sessão entre Marcos e sua mãe. Essa sessão aconteceu em uma das salas da creche (sala da secretaria), onde foi colocada uma mesinha e duas cadeiras — sobre a mesa havia um carrinho com cinco peças de encaixe, um conjunto de lápis de cor, um conjunto de giz de cera, folhas em branco, massa de modelar e peças de madeira/plástico para montagem. A única instrução da pesquisadora foi que podiam brincar com o que quisessem e que depois de algum tempo deveriam montar um quebra-cabeça. Marcos se mostrou um pouco retraído no início da sessão. Com o passar do tempo, ao responder às perguntas feitas pela mãe sobre os brinquedos, Marcos se descontraiu, passando a interagir mais com a mãe. A mãe coordenava as brincadeiras, organizando e criando estórias para os brinquedos. Marcos pegou uma caixa de brinquedos de montar e eles começaram a brincar juntos. Em alguns momentos disputaram o mesmo brinquedo. A mãe mostrava para Marcos os brinquedos encontrados na caixa e eles conversavam sobre o brinquedo. Mostravam-se muito envolvidos com a atividade e pareciam estar se divertindo porque sorriam bastante. Cerca de meia hora depois do início da sessão, a pesquisadora solicitou que eles guardassem os brinquedos e que montassem o quebra-cabeça. A mãe de Marcos guardou sozinha os brinquedos enquanto Marcos colocava as peças de encaixe do carrinho. Marcos manteve em suas mãos um cavalo com um boneco. Marcos tentou abrir a caixa do quebra-cabeça e a mãe lhe advertiu para que tivesse cuidado para não rasgar. Marcos tentou montar as peças e sua mãe foi lhe ensinando, mostrando o modelo na caixa. A mãe ficou impaciente porque Marcos não conseguiu encaixar corretamente as peças, e nesse momento disse o seguinte: "atrapalhou tudo já!", virou o quebra-cabeça para ela e passou então a montar para que Marcos visse como deveria fazer. Enquanto isso, Marcos brincava com o cavalo. Sua mãe lhe chamou novamente para montar o quebra-cabeça, ele disse que não sabia, mas mesmo assim tentou novamente encaixar algumas peças. A mãe lhe disse que estava montando errado e lhe ensinou novamente. Marcos conseguiu encaixar algumas peças e sua mãe ficou contente quando ele acertou. Marcos passou então a dividir sua atenção entre o quebra-cabeça e o cavalo. Ele tentou abrir a caixa do quebra-cabeça e a mãe insistiu para que ele voltasse a montar e lhe ajudou a encaixar algumas peças. Depois perguntou se podia montar para ele e continuou a ajudá-lo a encaixar as peças. Marcos desmontou as peças já encaixadas quando estava tentando colocar mais uma delas. Sua mãe novamente chamou sua atenção. Marcos voltou a brincar com o cavalo e o boneco e sua mãe recomeçou a montar sozinha o quebra-cabeça, pedindo para Marcos ajudá-la a encaixar as três últimas peças. Assim que eles concluíram a montagem do quebra-cabeça, a pesquisadora, cerca de 46 minutos do início da sessão, comunicou a Marcos que poderia brincar com as peças que estavam dentro da caixa do quebra-cabeça, e explicou que se tratava de peças de encaixe que traziam o nome do objeto, sua figura e sua primeira letra. Marcos e a mãe passaram a mexer com as figuras, a mãe lhe explicou novamente como brincar com as peças e ele tentou montar uma delas. A mãe lhe mostrou uma figura iniciada com a letra de um de seus nomes e perguntou sobre o modo de escrevê-lo, depois perguntou sobre a primeira letra do nome de sua outra filha. Marcos e a mãe pegaram a caixa para olhar um dos modelos e montaram outra figura juntos. A mãe lhe explicou novamente sobre o modo correto de brincar com as peças. Marcos pegou a caixa e disse que queria ver o que tinha dentro dela. A mãe lhe disse para montarem as peças que estavam na mesa. Marcos abriu a caixa, viu que estava vazia, voltou a fechá-la e pegou a caixa de giz de cera. O menino disse para a mãe que queria desenhar e lhe pediu para abrir a caixa. A mãe abriu a caixa e lhe deu uma folha, disse ainda que iria continuar montando as peças enquanto ele desenhava. A mãe lhe fez outras perguntas sobre as peças e depois perguntou o que Marcos estava desenhando. Elogiou seu desenho e pediu a ele para que mostrasse para a pesquisadora. Marcos levantou e virou a folha na direção da câmera. A mãe lhe mostrou uma letra e lhe perguntou a qual nome pertencia, mas como Marcos não respondeu, a mãe lhe disse que era do seu primeiro nome e em seguida pegou a letra inicial do segundo nome de Marcos. Aproximadamente depois de 56 minutos de sessão, a pesquisadora solicitou a Marcos que terminasse seu desenho para ir tomar a sopa (jantar). Marcos concordou e perguntou à mãe se ela iria esperar por ele. A mãe virou o rosto na direção de um relógio de parede e lhe disse que iria embora e que depois voltaria para buscá-lo. Marcos perguntou por quê e a mãe lhe disse que precisava resolver algumas coisas em casa. Depois brincou com ele lhe perguntando se a coordenadora a deixaria tomar sopa junto com ele. Marcos acenou negativamente com a cabeça. A mãe argumentou perguntando por que "a mãe não pode se alimentar com o filho" e então, Marcos disse que podia. A mãe então sorriu e disse que não podia. Marcos lhe mostrou seu desenho e a mãe lhe perguntou o que era. Marcos respondeu enquanto ela continuava montando as peças. A mãe pediu a Marcos para desenhar atrás da folha e lhe mostrou uma figura, fazendo comentários sobre ela. Marcos disse para a mãe: "Eu vou lá!". E a mãe disse: "Não! Você não acabou de desenhar, acabou?". Marcos disse: "Acabei!". E a mãe lhe perguntou novamente: "Acabou?". Nesse momento a pesquisadora interrompeu a gravação e encerrou a sessão.

O registro das interações entre Marcos e a mãe demonstrou um grau de intimidade entre eles, expresso principalmente pelos comportamentos de Marcos de buscar aproximação física da mãe, levantando-se de sua cadeira e ficando próximo a ela e pela manifestação espontânea dos sentimentos de sua mãe, representada pela ação de repreender e corrigir, quando não estava satisfeita com a forma como Marcos se comportava. A montagem do quebra-cabeça evidenciou os vários esforços que a mãe fez para conseguir manter Marcos na atividade. Marcos e a mãe apresentaram alterações de humor durante a sessão. Em alguns momentos, pareceram satisfeitos e muito envolvidos, em outros demonstraram impaciência e insatisfação. A mãe de Marcos se manteve preocupada em supervisionar suas atividades durante toda a sessão, mesmo quando ela e Marcos faziam atividades diferentes, procurava acompanhar o que estava sendo feito pelo filho.

4. Comparações entre os modos de ação de André e Marcos

Para iniciar essa comparação descrevemos o seguinte episódio: no final do turno da tarde, Caroline coloca as crianças sentadas à sua frente e começa a cantar essa música: *"(nome da criança) vai entrar na olaria do senhor, ele(a) desce como um vaso velho e quebrado e sobe como um vaso novo, ele(a) desce como um vaso velho e quebrado e sobe como um vaso novo"*. Chama a primeira criança, ela fica de pé, um pouco à frente da turma fazendo os gestos pedidos pela música de descer, flexionando os joelhos e de subir, voltando a ficar de pé, enquanto a turma e a professora cantam. A professora chama André, que fica parado quieto com a mão na boca, enquanto as crianças cantam, a professora lhe pergunta se ele não vai dançar e fazer os gestos, ele não responde se mantendo de pé parado. Ao final da música a professora pede para ele sentar, ele volta ao seu lugar. A professora chama então Marcos que dança, movendo os pés de um lado para o outro, e que faz os gestos de flexionar os joelhos e voltar a ficar em pé enquanto a turma canta. A professora precisou sair de sua cadeira para ajudar uma criança que estava pegando um objeto na estante ao fundo da sala, e mesmo sem que ela estivesse olhando, Marcos continuou dançando e fazendo os gestos até o fim da música. Esse episódio foi o único em que André demonstrou um certo constrangimento, ficou em pé, mas não conseguiu fazer os gestos. O fato de estar no centro das atenções da turma e da professora ao mesmo tempo pareceu lhe deixar envergonhado.

Consideramos essa situação exemplar dos modos de ação de André e Marcos, pois demonstra as dificuldades de André em conseguir se comportar do modo esperado pela professora e o pronto atendimento de Marcos diante da solicitação. Pelas descrições acima, comparando os modos de ação de André e Marcos nos diferentes contextos, constatamos que André pareceu pouco à vontade com os modos de interação valorizados pela creche: controle do corpo e resposta verbal. Marcos, ao contrário, se mostrou bastante adaptado a esses comportamentos, não enfrentando quaisquer dificuldades nas interações com os adultos e com as crianças, e pareceu mais familiarizado com as interações verbais e mais capaz de controlar seus movimentos físicos.

A inquietação de André em sala de aula desapareceu nas sessões com a pesquisadora e com sua mãe, mostrando o quanto as atividades com objetos conseguiam prender sua atenção. Registramos ainda o fato de que André resistiu a sair das sessões, parecendo estar mais satisfeito nesses momentos de interação mais restrita, em que podia ter a atenção exclusiva e escolher livremente com o que brincar do que em estar nas demais atividades da creche com sua turma. Marcos, ao contrário, apesar de interagir com a pesquisadora e com sua mãe e brincar com os objetos disponibilizados, não demonstrou qualquer resistência em voltar para as atividades regulares da creche, solicitando esse retorno para a pesquisadora e para sua mãe, e sugerindo à pesquisadora que convidasse outras crianças para brincarem com eles. Essa diferença demonstra o quanto esses contextos possuíam significados diferentes para essas crianças.

Os modos de ação de André e Marcos evidenciaram o quanto era mais fácil estabelecer contato com Marcos do que com André, já que Marcos consegue atender às demandas do jeito "adulto" de se relacionar com o mundo. André, ao contrário, ao desconsiderar os reforços e as punições que pareciam ter efeito para outras crianças, se mostrou como alguém que exige mais do outro, que deve procurar formas alternativas à linguagem verbal para se comunicar com ele. No capítulo dedicado à apresentação das famílias, tendo já integradas as informações construídas durante as várias fases da pesquisa, aprofundaremos essas comparações, relacionando-as à manifestação da agressividade.

Capítulo III

A creche

Neste capítulo agrupamos todas as informações sobre a creche. Os procedimentos da 1ª Fase permitiram uma caracterização da creche — realizada a partir da ficha de caracterização da instituição (Anexo A) e das análises feitas no diário de campo construído durante a observação participante e o conhecimento das concepções das educadoras sobre a agressividade e modos de ação diante desse comportamento — conhecidas a partir das análises feitas nas entrevistas com a coordenadora e quatro professoras e das análises feitas no diário de campo construído durante a observação participante.

Para apresentação das concepções sobre agressividade, trouxemos as informações de cada uma das entrevistas e a síntese relativa à visão das educadoras.

Visando assegurar o anonimato das participantes, utilizamos pseudônimos apresentados no quadro a seguir.

Como dito anteriormente, a teoria da agressividade infantil preconizada por Winnicott defende a idéia de que a forma mais adequada para lidar com a referida agressividade é propor um ambiente que assuma a responsabilidade integral pelas crianças de forma que possam expor seus conflitos a seus cuidadores.[1] Tal ambiente pode ser favorecido pela família e pela escola.

---

1. Conferir o capítulo: Considerações Metodológicas.

Quadro 3.1 — Designação das educadoras entrevistadas na 1ª fase da pesquisa.

Educadora	Designação
Coordenadora	Júlia
Professora da Turma 2 no turno da manhã	Beatriz*
Professora da Turma 2 no turno da tarde	Caroline
Professora da Turma 5 no turno da manhã	Débora*
Professora da Turma 4 no turno da manhã	Eliane

*Educadoras religiosas.

Lembramos que o estudo de Winnicott foi realizado com crianças que foram retiradas das cidades ameaçadas por bombardeamento. Separadas do ambiente familiar. Essas crianças precisariam encontrar um outro lugar que lhes proporcionasse segurança emocional. Na realidade, não lhes foram criadas creches, e, sim, unidades de abrigo que consistiam em uma "casa comum", abrigando, no máximo, dez crianças sob a tutela de pais substitutos, buscando reproduzir a rotina de um lar.

Vimos também que Winnicott, estudando crianças entre dois e cinco anos de idade, que haviam sido afastadas das respectivas mães, observou que elas desenvolviam comportamento anti-social. Encaminhadas aos jardins de infância e/ou pré-escolas, essas crianças se mostravam agressivas em muitos momentos, e dirigiam a agressividade a pessoas significativas: mãe ou professoras.

Para esse autor, a instituição de educação infantil poderia propiciar um ambiente de segurança de maneira que as crianças poderiam dirigir suas agressividades a pessoas que estão cuidando delas, com quem se sentem afetivamente ligadas, diminuindo, assim, as dissociações psíquicas. Estas, como nos explica Winnicott, aparecem quando "uma parte do eu não reconhece aquilo que a outra parte faz". Daí a impulsão das crianças de fazerem coisas escondidas, de não falarem ou de quando interrogadas negarem o que fizeram.

De certa forma essas foram as condições que buscamos na creche estudada, entendendo que creche não é um lar substituto. Por isso começamos a investigação analisando as condições físicas e organizacionais. Até que ponto tais condições propiciam um ambiente seguro para as crianças, uma vez que, para ali, vão todos os dias, permanecem dez horas diárias sob a tutela de professoras e auxiliares? Ali são submetidas a modelos de comportamento, a formas de lidar com a corporeidade, a padrões de socialização e convívio social, a processos de desenvolvimento emocional: amor, ódio, prazer, ansiedade, angústia e assim por diante.

A creche que buscamos observar faz parte do sistema público municipal, é conveniada e, como muitas outras creches, surge no momento de expansão da educação infantil no Brasil, motivada pela "luta de mães, de mulheres trabalhadoras" para garantir a educação de seus filhos, enquanto ingressavam no mercado de trabalho.[2]

A creche foi inaugurada no dia 14 de dezembro de 1986, sendo mantida principalmente pelo município. À época da pesquisa também recebia recursos da Secretaria de Estado do Trabalho e Ação Social, mediante convênio. O cargo de coordenação da creche, desde a sua inauguração, é ocupado por uma das religiosas de uma congregação da Igreja Católica que tem sede no município. Esse cargo de coordenadora é um cargo de livre nomeação e exoneração, desse modo sua ocupante também é funcionária municipal. A creche está credenciada na Secretaria Municipal de Educação, sendo todas as suas despesas mantidas pela prefeitura, inclusive todos os seus 27 funcionários. Seu quadro de pessoal no ano de realização da pesquisa estava composto por 7 funcionárias de serviços gerais, 2 vigias, 2 zeladores, 1 auxiliar de secretaria e por 10 educadoras conforme quadro a seguir:

Quadro 3.2 — Escolaridade das educadoras da creche.

Escolaridade Cargo	Ensino Médio Completo	Ensino Médio Incompleto
Coordenadora	1	
Professoras	4	
Auxiliares de Turma	4	1

---

2. Sobre esse assunto consultar Dias e Faria Filho (1990). Sobre a luta das trabalhadoras de creche ver Silva (2001).

Fomos informados de que algumas auxiliares de turma exercem regência, como professoras.

Como se pode ver, a creche estudada afasta-se bastante do modelo de "depósitos de crianças pobres", tão questionado pelos estudiosos da educação infantil ao longo dos últimos vinte anos.[3]

A creche por nós estudada não tem a figura da mãe-crecheira. As responsáveis pelas crianças são as professoras e as auxiliares. É importante ressaltar que a escolaridade dessas educadoras (exceto uma auxiliar, todas tinham concluído o ensino médio) era melhor do que a encontrada no país conforme Barreto (1998). Algumas professoras, inclusive, já estavam cursando o normal superior.

Conforme nossas observações o quadro de funcionários permitia que as atividades de manutenção, limpeza e guarda da creche fossem feitas com bastante zelo, refletido na limpeza, estado de conservação e organização da estrutura física.

O horário de funcionamento da creche era de 7h às 18h. A entrada das crianças começava às 7h30min e estas permaneciam, em média, até às 16h30min, totalizando cerca de 10 horas. A faixa etária das crianças atendidas era de 2 a 6 anos. Para o preenchimento das vagas, a creche tinha um sistema de cadastro prévio e exigia que as mães trabalhassem e que as crianças apresentassem certa autonomia como o não-uso de fraldas e mamadeiras. Essa exigência, como veremos mais à frente, tem trazido alguns problemas para as crianças e suas mães. Pois exigir que as crianças não usem fraldas pressupõe que elas sejam autônomas. Saibam se dirigir sozinhas ao banheiro ou pelo menos saibam pedir para ir ao banheiro.

As turmas são constituídas de acordo com a faixa etária, critério esse, segundo a instituição que permite desenvolver um trabalho psicopedagógico, de qualidade. Segundo a coordenadora, esse critério considerava as dificuldades individuais, que são trabalhadas com uma atenção também individualizada. No ano de 2003 haviam 126 crianças matriculadas divididas em 5 turmas organizadas conforme quadro a seguir:

---

3. Lima (1994), Kramer (1995) e Rosemberg (1986).

AGRESSIVIDADE NA PRIMEIRA INFÂNCIA

Quadro 3.3 — Faixa etária e quantidade de crianças em cada turma.

Turma	Faixa Etária	Quantidade de crianças
1	2 anos	12 meninas e 10 meninos
2	3 anos	12 meninas e 14 meninos
3	4 anos	12 meninas e 14 meninos
4	5 anos	10 meninas e 16 meninos
5	6 anos	15 meninas e 11 meninos

A distribuição das turmas, conforme o quadro, mostra o quanto estas se distanciam dos "lares" de Winnicott, que abrigavam no máximo dez crianças, supervisionadas por dois adultos. Pode-se dizer que, para a realidade brasileira, o modelo de dois para dez é praticamente impensável, dada à escassez de recursos públicos repassados a esse nível educacional, conforme demonstrado por Castro (1994). Daí se pensar a constituição de turmas com mais de vinte crianças. Alguns diriam melhor assim do que nada. Entretanto, é preciso considerar o impacto desse número na qualidade dos serviços prestados. Como nossa preocupação é analisar até que ponto a creche constitui um ambiente seguro para o desenvolvimento emocional das crianças, buscaremos avaliar mais à frente como esse número de crianças em cada turma tem afetado os dois sujeitos da pesquisa. Por ora nos contentamos em caracterizar as condições materiais e humanas de creche.

Constatamos que cada turma era atendida por duas educadoras — uma professora e uma auxiliar, em cada turno. A Turma 1 contava ainda com mais uma auxiliar devido à faixa etária das crianças atendidas. Quanto à condução das atividades em sala de aula, verificamos em nossas observações que o número de crianças por educadora é relativamente alto, principalmente se considerarmos que as auxiliares ficam a maior parte do tempo envolvidas com a organização das salas e com a condução das crianças até o banheiro, tanto para a escovação de dentes quanto para o banho. Em suma, a distribuição das atividades segue a famosa divisão de trabalho no qual a professora educa e a auxiliar cuida.

Maria Malta Campos et al. (1993) analisam essa separação do trabalho em creches. Em seu estudo, as autoras observam que as atividades relativas ao cuidar, em geral voltadas para o corpo da criança e suas necessidades fisiológicas, eram executadas por uma auxiliar sem qualquer qualificação escolar porque se entendia que nessas atividades não havia nada de educativo. Educar estava ligado ao domínio da linguagem do pensamento abstrato. Esta atividade era reservada a professoras com formação de magistério. Dito de outra forma, a divisão de trabalho divide corpo e mente. E o que é mais grave: as coisas do corpo não se submetem ao crivo da educação. Retratando o debate acerca da formação dos educadores de creche, as autoras supracitadas analisam a resistência das professoras com magistério em se ocupar das "coisas do corpo" das crianças. Não estava em seu horizonte profissional ser cuidadora. Sua formação estava voltada para o desenvolvimento cognitivo das crianças e nada mais (Campos et al., 1993).

É importante ressaltar que as condições de nosso estudo são diferentes das que motivaram as autoras supracitadas. Elas deixam claro que a divisão de trabalho na creche era determinada pela diferença de formação e de escolaridade. Cuidavam das crianças as auxiliares não escolarizadas. Na creche estudada, a situação é diferente, as auxiliares têm o mesmo nível de formação das professoras, todas com ensino médio completo. Mas mesmo assim a separação de funções se manteve. Com isso, permanece a idéia de que educar é algo diferente de cuidar do corpo, e que este cuidar não tem nada de educativo.

Dando continuidade à análise das condições da creche, apresentaremos a seguir o seu patrimônio, acervos e estrutura.

Em cada sala de aula havia mesinhas e cadeiras em número suficiente para atender à turma nas atividades diárias; quadro-negro, quadro para pintura, mural para chamada (neste mural há duas colunas que são identificadas pela figura de um menino e de uma menina, e espaços vagos para que as crianças encaixem tiras com seus nomes), caixotes de madeira dispostos em forma de prateleiras que servem para arrumar os cantos da sala com materiais para atividades diversas: estórias, jogos de encaixe/montagem (denominados pela creche de "construção"), carrinhos, casa de boneca etc. Há em cada sala também uma pia e um colchonete para cada criança, que é utilizado no horário de repouso. As salas são decoradas com trabalhos dos alunos e com materiais relativos aos conteúdos que estão sendo trabalhados. As salas das Turmas 1 e 2 estavam localizadas no corredor mais próximo à entrada da creche. Essas salas são maiores do que as que ficam no outro corredor, situado após o pátio interno, e são divididas por dois banheiros, um masculino e um feminino, que servem para atender às crianças das duas turmas. No outro corredor, estão as outras três salas, que atendem às Turmas 3, 4 e 5, havendo também outros dois banheiros, um masculino e um feminino, para atender às crianças dessas três turmas. Os banheiros são equipados com utensílios adequados ao tamanho das crianças e possuem tanto vasos sanitários como chuveiro e escovódromo.

A organização das salas (disposição dos móveis, decoração com trabalhos das crianças, acessibilidade aos brinquedos e outros materiais) e da creche, no que diz respeito à iluminação, ventilação, existência de áreas externas, era muito satisfatória se considerarmos as observações apresentadas por Carvalho e Rubiano (1994), podendo propiciar às crianças um ambiente seguro e confortável em suas diversas atividades. Para uma melhor visualização da estrutura física, apresentamos em anexo uma planta baixa e uma descrição dos outros espaços (Anexo D).

A seqüência das atividades das crianças na creche era a mesma para todas as turmas, variando somente o tempo de duração e o conteúdo do que era trabalhado. A rotina diária regular, à época da pesquisa, podia ser sintetizada da seguinte forma:

- Entrada e café da manhã — a entrada das crianças acontece a partir das 7 horas da manhã. Elas chegam, vão para suas salas para a acolhida/bom dia. Quando há necessidade, as crianças trocam de roupa ou tomam banho. Em seguida elas tomam café da manhã no refeitório.

- Chamada, novidades e atividade de conjunto — ao retornar para a sala é feita a chamada — se apresenta o nome da criança e se pede a ela que o coloque no mural. Em seguida as crianças são organizadas em uma rodinha e são estimuladas a contar ou mostrar algo novo. Depois as crianças se dividem pelos cantos da sala para a realização de atividades diversas: desenho, pintura, montagem, colagem, brincadeira com carrinhos ou na casinha de bonecas. As crianças fazem um rodízio pelos diversos campos, de acordo com a permissão/indicação da professora.

- Atividade extraclasse — as crianças são levadas para brincar no pátio interno ou no parque.
- Arrumação dos colchões para o descanso — crianças retornam à sala para lavar as mãos e arrumar os colchões para o descanso. Desde a Turma 1, as crianças são estimuladas a forrar sozinhas os colchonetes que utilizam para dormir.
- Almoço — crianças vão para o refeitório almoçar. A refeição é variada, contendo verduras, carnes e folhagens, e na sobremesa são servidos doces e frutas.
- Descanso — após o almoço as crianças retornam à sala, são levadas para escovar os dentes e ir ao banheiro e depois devem descansar. O tempo do descanso é em torno de uma hora e trinta minutos a duas horas. Conforme informações da coordenação o repouso é obrigatório, porque a creche o considera necessário. Durante o descanso é feita a troca de turno. As professoras com carga horária de quatro horas saem às 11h, as auxiliares com carga de seis horas saem às 13h. As professoras do turno da tarde chegam às 13h.
- Lanche — após o descanso, as crianças guardam os colchonetes, geralmente se sentam na rodinha, cantam algumas músicas e são levadas ao refeitório para lanchar; em geral, comem algum biscoito ou bolo e tomam suco de frutas.
- Atividades recreativas ligadas aos assuntos trabalhados pela manhã — durante essas atividades, as crianças são conduzidas, em pequenos grupos, pelas auxiliares para tomarem banho.
- Atividade extraclasse — as crianças são levadas para brincar no pátio interno ou no parque.
- Estória — as crianças retornam à sala e ouvem uma estória, que posteriormente é trabalhada.

AGRESSIVIDADE NA PRIMEIRA INFÂNCIA

- Sopa — as crianças são levadas ao refeitório para a última refeição, geralmente uma sopa.

- Saída — as crianças retornam para a sala para apanharem seus objetos pessoais e depois seguem para a entrada da creche, para esperar os pais. As crianças que são transportadas pelo ônibus escolar da prefeitura são as primeiras a sair, o que ocorre por volta das 16h20min, 16h30min. Os pais das demais crianças têm até às 17h para buscá-las.

Visto friamente, pode-se dizer que a creche tem uma rotina bem definida na qual se distribuem atividades que compreendem cuidados corporais, brincadeiras, alimentação, desenvolvimento motor, criatividade.

A rotinização é um dos processos mais importantes na constituição da autonomia corporal e da confiança. Recorrendo a Anthony Giddens, lembramos que esse autor mostra que a "rotina faz parte da continuidade da personalidade dos sujeitos". Isto quer dizer que, sem ela, dificilmente os indivíduos conseguiriam desenvolver "um sistema de segurança básica" que lhes permitisse monitorar os encontros do dia-a-dia (Giddens, 1989, p. 48). O autor nos chama a atenção para o fato de que "situações de crise", ou seja, situações que ameaçam ou destroem as certezas de rotinas "institucionalizadas" podem trazer conseqüências psicológicas drásticas aos indivíduos (Giddens, 1989, p. 49).

É preciso deixar claro que, quando Giddens escreve sobre a rotinização, ele está falando sobre as condições necessárias para o desenvolvimento do "sistema de segurança básica" e não de atividades repetitivas (concepção de rotina para o senso comum) que, muito provavelmente, aborrecem as crianças. Oliveira (2002) ressalta a importância da regularidade de atividades na educação infantil, reiterando o entendimento de que essa "rotinização" tem também sua função de garantir um sentimento de segurança para as crianças, fruto do desempenho de atividades conhecidas. Como veremos mais à frente, um dos sujeitos por nós observado reagia o tempo todo em relação à repetição excessiva das atividades. Cumpria, como todas as crianças, as rotinas, mas como sujeito tinha preferências pessoais dentro de cada uma delas, o que nem sempre era compreendido pelas professoras.

Gostaríamos de ressaltar que para nós a rotina referente à seqüência em que se desenvolvem as atividades não deveria engessar o modo como essas atividades são feitas. Evidentemente as tarefas de higiene e alimentação são desempenhadas com menos possibilidade de inovações do que as demais tarefas educativas. Para estas últimas, consideramos relevante a introdução planejada de novidades, pois são inúmeras as atividades que podem ser feitas tanto no espaço da sala de aula quanto nos demais espaços da creche. Durante a pesquisa sentimos falta dessas inovações nas atividades propostas para as crianças.

Conforme informações da coordenadora, havia um planejamento pedagógico das atividades realizadas com as crianças, organizado mensalmente pela coordenadora, professoras e auxiliares de acordo com o plano político pedagógico da creche, e com as orientações da Secretaria Municipal de Educação. Semanalmente, a professora deveria descrever as atividades que realizaria, dentro do que foi planejado, e submeter esse planejamento à revisão da coordenação. Foram oferecidos como exemplo de atividades pedagógicas: passeios recreativos e culturais; festas e feiras culturais.

Durante as observações, várias vezes sentimos por parte das professoras um certo despreparo para condução das atividades, evidenciando um planejamento insatisfatório, inadequado. O fato de a creche não contar com um profissional responsável somente pela coordenação das atividades pedagógicas parece dificultar o bom desenvolvimento delas, visto que não há espaços e horários regularmente estabelecidos para o planejamento das atividades e que é a própria coordenadora quem supervisiona os cadernos das professoras, sendo essa somente mais uma das diversas responsabilidades de seu cargo. A ausência de um planejamento integrado entre as atividades realizadas pela professora da manhã e pela professora da tarde foi relatada como dificuldade por uma das professoras entrevistadas. Uma das influências da coordenação da creche ser realizada por religiosas é a existência de eventos e comemorações referentes a datas importantes para a Igreja Católica; durante

AGRESSIVIDADE NA PRIMEIRA INFÂNCIA

a pesquisa, as crianças tiveram vários ensaios para preparar a coroação de Nossa Senhora.

Quanto ao relacionamento da creche com os pais, fomos informados de que eles participavam através de reuniões periódicas, conversas e entrevistas. A participação nas festividades foi colocada também como elemento de integração da instituição e a família. Os pais recebem orientação individual sempre que solicitam, e recebem orientações de especialistas, em reuniões quinzenais, de participação voluntária. Como relatado por uma das professoras, as famílias parecem ter um relacionamento próximo com a coordenação, sendo que durante nossa pesquisa isso foi confirmado com vários relatos detalhados da vida familiar das crianças que evidenciaram a proximidade estabelecida pelo vínculo com a creche.

A seguir examinaremos como a agressividade infantil era vista pelas educadoras.

1. Agressividade infantil na percepção das educadoras da creche

Captar os sentidos e significados que as educadoras atribuem à agressividade infantil se faz necessário, tendo em vista que um dos objetivos do nosso estudo é investigar se a creche oferece um ambiente seguro para que as crianças possam demonstrar sua agressividade sem medo de serem rejeitadas por isso.

Talvez um dos maiores desafios a ser enfrentado, quando examinamos o fenômeno da agressividade infantil, na perspectiva de Winnicott, seja o da aceitação dos adultos de que tal agressividade é fato normal, que ela é expressão de uma falta, e/ou ausência, e que, no lugar de ser reprimida, ela precisa ser canalizada por meio de um ato criativo.

De certa forma, foram essas preocupações que nos orientaram na entrevista com as educadoras. Nossa intenção foi motivá-las a produzir uma narrativa sobre a agressividade infantil, sem ligá-la a esta ou aquela criança específica, de forma a que elas pudessem estabelecer conexões de significação com a agressividade e que pudessem falar como elas lidam com atos agressivos.

Buscamos, assim, captar, numa perspectiva fenomenológica, os sentidos e significados que as educadoras atribuem à agressividade. Entendendo por "sentido" o olhar que "tem por objeto a própria coisa", no nosso caso, a agressividade em si. E por significado, o "olhar que visa o sinal da coisa", ou seja, o que está para além da agressividade (Jovilet, 1975).

Ainda que a investigação dos sentidos e significados seja realizada por meio de narrativas individuais, não se pode esquecer que as informações obtidas só podem ser compreendidas no âmbito da cultura. Dito de outra forma, significados são sempre compartilhados, são produzidos nas interações e dependem da trajetória e experiências dos indivíduos que os utilizam. Com os sentidos é a mesma coisa. São orientados socialmente, embora cada indivíduo possa dar sua própria ênfase. Não esquecer que as narrativas que estamos analisando foram produzidas na interação entre as professoras e a pesquisadora. Muitas das questões que buscavam responder não lhes eram postas pela primeira vez. Já haviam discutido entre si o tema da agressividade. Existiam orientações da coordenação da creche de como as professoras deveriam se portar em casos de agressividade das crianças. Ao falarem conosco sobre o tema, elas puderam dizer como se apropriaram das orientações, apresentando discordâncias e introduzindo crenças pessoais.

Por serem compartilhados sentidos e significados, é preciso descobrir os elos que são estabelecidos entres os sujeitos que os formulam.

Há vários pontos comuns entre as professoras e a coordenadora. Das cinco educadoras entrevistadas, três são irmãs de caridade, pertencendo à mesma congregação religiosa e quatro são formadas no magistério. Como se pode ver, pensando cada um desses pertencimentos em círculos concêntricos, as professoras se imbricam em vários pontos. Poderiam essas imbricações produzir significados compartilhados?

Embora variem na significação, as professoras, salvo uma delas, e a coordenadora não reconhecem que a creche possa ser uma fonte que estimule agressividade, ou que algo na creche desencadeie o comportamento agressivo na criança. Se a agressividade existe, ela vem do lar.

- "... vem muito da família". — Júlia
- "... está ligada à vida pregressa da pessoa, no seio familiar". — Beatriz
- "... fatores familiares e contextuais". — Débora
- "... o ambiente em que as crianças são criadas as torna agressivas". — Eliane

Voltando aos significados, as narrativas das educadoras apontam tanto para os sinais da agressividade quanto para aquilo que ele representa.

Os sinais da agressividade são identificados como: bater, morder, empurrar, colocar a perna na frente do outro para que este caia, xingar, retrucar, jogar um brinquedo no colega.

Para as educadoras, esses gestos são sinais de que algo não vai bem na vida das crianças.

- "... fazem isso para chamar a atenção da professora. Como não sabem falar, batem nos colegas para chamar atenção". — Júlia
- "... denota que algo em casa não vai bem". — Júlia
- "... a agressividade é um tipo de vingança, a criança reage quando alguém faz algo contra ela". — Beatriz
- "... são agressivos porque não gostam da atitude do colega". — Caroline
- "... a agressividade é sinal de falta de amor, de conversa, de diálogo. Denota que a criança vive em meio agressivo". — Débora
- "... é um sinal de contrariedade". — Eliane

Ainda que o conjunto de significados não avance para além das aparências (dos gestos considerados agressivos), as educadoras compartilham a idéia que a agressividade infantil é sintoma de um mal-estar na vida da criança. Eliane chega a dizer que a agressividade não é inata, mas que é o ambiente o fator que a desencadeia. Mas, para ela, não é apenas o ambiente familiar o responsável pela agressividade. Eliane conta a experiência de uma criança da creche que foi mudada de turma na qual já estava adaptada, e que isso desencadeou nela um comportamento agressivo.

Confrontando outros significados apontados pelas educadoras com o significado preconizado em nosso referencial teórico, é visível a oposição. Unanimemente as educadoras consideram a agressividade como algo ruim que deve ser removido inexoravelmente.

Essa rejeição em relação à agressividade aparece claramente quando examinamos os "sentidos" que cada educadora focaliza nos atos agressivos. E aí já não é mais o significado que a eles atribuem, mas o que fazem concretamente para inibi-los na creche.

Há uma orientação que é comum e quem a propõe é a coordenadora: "conversar com as crianças". É preciso explicar para elas por que estão sendo repreendidas para que elas entendam que o que fizeram está errado, incentivando-as a pedir desculpas para os coleguinhas. O castigo/punição está abolido. As professoras são orientadas, quando confrontadas à situação de agressividade, a trocarem as crianças de atividades. Pede-se às professoras que só encaminhem as crianças à coordenação quando o caso for muito grave, pois transferir o problema da agressividade para a coordenação enfraquece as professoras e humilha as crianças. Mas a conversa é o instrumento mais eficaz.

De modo geral, todas as professoras incorporam as orientações, pelo menos todas admitem que conversam com as crianças, ou seja, a tendência é pender para o lado da conciliação, da não-punição e do esclarecimento. Mas, como dito anteriormente, o "sentido", diferentemente do significado, tem variações muito pessoais, cada indivíduo se orienta segundo suas experiências.

Beatriz diz que conversa com as crianças e que as retira das atividades, nas quais estão agindo agressivamente, mas alerta que jamais as retira dos passeios (isto poderia magoar muito as crianças) e das atividades relacionadas à higiene ou à alimentação. Ao falar sobre o teor das conversas, ela diz que, quando as crianças agem agressivamente, as chama

AGRESSIVIDADE NA PRIMEIRA INFÂNCIA

e fala que "papai do céu não gostaria de vê-las fazendo algo ruim com o colega, porque ele ficaria triste".

Beatriz confirma ainda que segue todas as orientações sugeridas pela coordenadora. Entretanto, "acha que quando a criança for privada de fazer algo de que goste, deve estar fazendo outra coisa, pois se deixá-la sem fazer nada, ela acaba pensando coisas ruins".

Caroline traz um problema que reflete a diferença de pertencimento. Por não ser irmã de caridade, reage dizendo que "as religiosas na creche têm mais autoridade que as outras educadoras não religiosas". Cita um exemplo em que "ela havia retirado uma criança de uma dada atividade por estar sendo agressiva e uma das Irmãs colocou de novo a criança na atividade sem comunicá-la", fato que a deixou constrangida. Segundo ela, "a criança lhe olhou com olhar de deboche". Ela discorda também que só as professoras tenham de corrigir as crianças. Ela acabou revelando que as auxiliares não são autorizadas a corrigir as crianças. Ainda segundo Caroline, as religiosas mudam as crianças de turma, mas as professoras não religiosas não podem fazer isto. E, por fim, ela diz que as orientações em relação aos comportamentos agressivos não são claras.

Débora já se orienta de outra maneira. Ao se deparar com crianças agressivas, finge admiração dizendo "não acreditar que elas tenham agido daquele modo". Pede para que a criança se coloque no lugar do coleguinha e pondera a necessidade de respeitar os limites dos outros.

Eliane se orienta exatamente pela proposta da coordenação: chama a criança para conversar e só a encaminha a coordenação se ela tiver machucado um coleguinha. Entretanto, ela declara que chama para conversar, mas não sabe qual deve ser o conteúdo. E aí ela usa a imaginação: "para algumas crianças, ela repreende falando de Deus, para outras, ela fala da polícia ou dos pais".

2. Síntese relativa à visão das educadoras

Chamamos a atenção para o fato de que entre as educadoras há um entendimento de que a agressividade não é algo inato. Entretanto, no campo da ciência e da psicanálise, autores defenderam teses contrárias (Freud, 1932-1969; Lorenz, 1979).

Para nós foi uma surpresa perceber que todas as educadoras acentuaram a dimensão da experiência, das interações que a criança desenvolve com as outras pessoas como um fator a ser considerado influente na manifestação da agressividade. Esse ponto de vista reforça as posições de estudiosos da área (Dollard et al., 1939; Bandura e Walters, 1963), e se alinha às posturas dos teóricos apresentados anteriormente neste estudo (Vygotsky, Erikson, Wallon e Winnicott) que acentuam as influências do ambiente externo no desenvolvimento psicológico das crianças. O reconhecimento, pelo menos no plano discursivo, de que a história de vida da criança é importante para se entender o modo como ela se comporta, em nosso ponto de vista, tem importantes implicações educativas porque demonstra a importância do ambiente (físico e social) no desenvolvimento das crianças, atribuindo desse modo um papel de destaque à função dos educadores/cuidadores, ponto de vista esse ressaltado por Beatriz que alerta para a importância de a professora não criar um clima propício à agressividade, da importância de ter um controle emocional para não tumultuar o ambiente. Júlia e Eliane inclusive ressaltam o fato de as crianças ainda não terem competências cognitivas para se expressarem como os adultos como um dos motivos que lhes impele a agir agressivamente, ecoando a posição de Winnicott quando fala da tendência anti-social, já que vê a agressividade como uma forma de a criança chamar a atenção do educador para que fique mais próximo dela, e como uma forma de comunicar seu sofrimento. Os fatores situacionais como motivação para a agressividade são reforçados por Débora, que identifica a possibilidade de as próprias interações produzirem modificações que induzem a criança a agir de forma agressiva. Débora ressalta ainda uma diferença na instigação para a agressividade nas crianças, pois reconhece que às vezes elas agem de modo deliberado, mas alerta para o fato de isso não ser designado como uma intenção, pois as crianças não conseguem prever completamente as conseqüências de seus atos. Com essa posição vemos reforçadas as posturas de Mead (1993) e Giddens (2002) e a importância de reconhecer que a criança carece dessa capacidade cognitiva de autocontrole, devendo, portanto, ser devidamente educada para conseguir desenvolvê-la adequadamente.

Entretanto, não podemos deixar de constatar que mesmo com o reconhecimento desses fatores ambientais e relacionais, as educadoras não destacaram, em nenhum momento, o ambiente da creche e as relações estabelecidas nele como algo de influência no comportamento agressivo das crianças e mantiveram a postura tradicional de considerar esse tipo de comportamento como algo a ser eliminado. As concepções sobre a agressividade evidenciam o juízo moral atribuído a esse comportamento que foi considerado sempre ruim, sempre negativo. Mesmo com o reconhecimento do uso da agressividade para defesa do espaço pessoal e para delimitação de fronteiras, somente Débora afirmou que a agressividade nem sempre é ruim; para as outras educadoras esse comportamento não se justifica e deve sempre ser alvo de correção. Essa postura nos pareceu um pouco delicada devido ao fato de a creche trabalhar com crianças ainda muito pequenas e que podem precisar agir desse modo como uma tentativa para conseguir o afeto, o cuidado que não encontram em casa. Sabemos o quanto essa questão é controversa, pelo fato de a creche ser um espaço coletivo, mas acreditamos que a educação infantil deve procurar construir um caminho diferenciado da escola tradicional, visto que as exigências das crianças que atende são maiores e mais complexas do que as das crianças mais velhas. Entretanto, reconhecemos a dificuldade de se pensar em soluções de atendimento mais individualizado sem que sejam necessárias outras mudanças, como no número de crianças ou de educadoras em cada turma. Além do mais, reconhecemos que, assim como apontado por Demo (1994), Nascimento (2001) e Faria (1999), ainda não há no país um programa de formação do educador infantil que consiga contemplar adequadamente a dupla função de cuidar e educar e o próprio fato de que as nossas visões sobre o que são esse cuidar e esse educar são profundamente marcadas por nosso meio histórico e cultural. De todo modo, consideramos importante indicar a necessidade de que o conceito de agressividade possa ser ampliado, de modo que seja reconhecida a diferença entre a agressividade relacionada à motilidade como algo próprio da criança, e a agressividade hostil, voltada para a destruição do outro ou de objetos, principalmente nas instituições que atendem a crianças menores de um ano, e que essa ampliação possa subsidiar outras formas de conduzir a ação educativa.

Os relatos das educadoras deixam entrever que elas percebem que, às vezes, as crianças agem agressivamente descontando no coleguinha a raiva que sentem da professora ao serem repreendidas.

Essa postura identifica uma motivação indireta da agressão e o fato de que ao agredir um colega a criança "sabe" que isso lhe traz consequências menos danosas do que se agredisse diretamente a professora. Essa reflexão se alinha aos estudos de Dollard et al. (1963) e de Hovland e Sears (1940), que vão relacionar os aspectos de instigação da agressão à frustração de ter sido impedido de agir para atingir um objetivo anterior. Aqui relembramos a postura de Beatriz ao ressaltar a importância de que o educador não crie um clima propício à agressividade. Por todas essas razões o educador deve ter clareza do quanto influencia o comportamento das crianças, o quanto objetivos não explícitos de suas atitudes podem motivar comportamentos inadequados nas crianças. Simultaneamente, essa "indisciplina" do educador referida por Eliane reforça nossas posições anteriores de incremento do projeto pedagógico, para que atitudes como essa sejam minimizadas; reforçam ainda as posições de Caroline ao relacionar a indisciplina com a falta de atividade, o que pode ser consequência da "preguiça" do educador em planejar suas ações, se preparar para sua atuação em sala de aula.

Conduta diante de comportamentos agressivos — Todas as professoras afirmaram que conversam com as crianças quando agem de forma agressiva, ressaltando a importância dessa conduta para que a criança perceba que seu modo de agir foi errado. Beatriz relata também que busca dar às crianças um ensinamento religioso dizendo que "papai do céu" não gostaria de saber que elas agiram daquela forma e comenta sobre o fato de as crianças pequenas escolherem outro colega para agir por elas. Essa posição novamente reforça o fato de as crianças possuírem modos de ação e organização próprios, peculiares dessa época da vida, posição importante a ser considerada na tarefa educativa e que pode ajudar a consolidação de novas formas de relação entre crianças e adultos, que respeitem mais essas especificidades. Beatriz fala também que como castigo substitui atividades, retirando a criança de algo que gosta de fazer, alertando para a importância de explicar à criança porque está sendo repreendida e para a necessidade de a substituição ser feita na seqüência do comportamento indesejado. Afirma que foi orientada a não aplicar determinados tipos de castigos, pelo fato de suas atitudes servirem de modelo às crianças.

Caroline apresenta a ressalva de que às vezes é impedida pela situação de conversar com a criança, aplicando-lhe logo um castigo de retirá-la da atividade ou deixá-la sem brincar. Débora ressalta que usa como estratégia a admiração, dizendo que essa é sua primeira postura quando uma criança age agressivamente. Nessa atitude percebemos um eco das orientações da coordenadora que afirma trabalhar com os sentimentos da criança. Percebemos ainda uma afinação com as posturas defendidas por Erikson (1971) e Giddens (2002), quando ressaltam a importância da vergonha na construção da identidade da criança, além de evidenciar o fato de necessitarem de aceitação para que consigam construir um sentimento de segurança básica que funcione como um "escudo" nos diversos desafios colocados pelo cotidiano. Eliane afirma que, quando ocorre algo grave, a criança é encaminhada para a coordenação da creche e que essa é a orientação recebida. Ela afirma ainda que foi orientada a mudar as crianças de turma e a fazer a substituição das atividades. Declara que, às vezes, ameaça as crianças dizendo que vai retirá-las de alguma festa. Eliane percebe a indisciplina como algo situacional, corriqueiro, comum à idade, muito influenciada pelo estado emocional das crianças e diz que a agressividade é mais constante, se relacionando mais ao modo de ser de determinada criança.

Consideramos positivo todas as educadoras reconhecerem o valor da conversa como ação diante de comportamentos agressivos, acreditando que essa atitude reflete o respeito pelas crianças enquanto pessoas dignas de serem consideradas, que merecem explicações. Consideramos que o fato de Caroline evidenciar que, às vezes, o contexto não lhe permite conversar novamente sugere sua insatisfação com suas condições de trabalho e o quanto é considerado negativo por ela.

Em relação às orientações da coordenação da creche para ação diante de comportamentos agressivos, ressaltamos que Júlia foi bastante assertiva ao falar das orientações que transmite às professoras: conversar com a criança, mostrando que é errado agirem daquela maneira, reforçando as regras de convivência coletiva e solicitando que peça desculpas ao colega. Quanto ao castigo de substituir atividades que as crianças gostam, diz que isso deveria ocorrer somente quando a criança machuca o colega, lhe provoca algum dano e quanto ao encaminhamento da criança para a coordenação; ressalta que essa deveria ser uma atitude extrema quando a criança fez algo muito grave. Durante sua fala fez constante referência ao fato de as professoras não respeitarem essas orientações e por essa razão encontrarem dificuldades no manejo da turma, terem sua autoridade enfraquecida. Afirmou que muitas professoras preferem agir de outro modo para ter menos trabalho e que não percebem o quanto isso é prejudicial para a relação com as crianças. Disse ainda que essas orientações são passadas para as professoras quando entram na creche e durante as reuniões regulares.

As respostas das professoras evidenciaram algumas contradições em relação ao que foi dito por Júlia. Beatriz, Débora e Eliane falaram da proibição de aplicar castigos físicos às crianças, entretanto isso não foi comentado por Júlia. Débora apresenta posições mais afinadas com Júlia, afirmando que a substituição deveria ocorrer somente quando a criança faz algo grave. Beatriz fala que a substituição foi uma recomendação da coordenação, assim como ressalta o fato de ter sido orientada a não deixar a criança sem atividade. Como vimos anteriormente, as professoras não religiosas trazem posições que evidenciam fragilidade na coordenação da creche. Caroline afirma que as religiosas têm mais autoridade que as outras professoras, agindo inclusive sem consultar a professora da classe. Ela fala ainda que certos castigos foram proibidos para as professoras leigas e não para as religiosas. Caroline afirma que não há uma orientação clara para comportamentos agressivos, que as orientações são gerais e dizem respeito a castigos que não devem ser aplicados. Eliane, apesar de apresentar posições que reforçam as orientações da coordenadora (encaminhar a coordenação só em casos graves, fazer substituição de atividades), afirmou que teve orientação para mudar crianças da sala. Esse tipo de castigo foi relatado somente por ela, sendo que Caroline afirmou que essa prática agora não é mais permitida às professoras leigas, mas somente às religiosas. Reforçou também a ausência de espaços coletivos para discussão de um planejamento integrado entre os turnos da manhã e da tarde. Eliane evidenciou sua dificuldade quanto ao conteúdo do que conversa com as crianças dizendo que não sabe se usa os termos corretos, indicando desse modo que não tem uma orientação clara sobre como conversar com a criança. Esse aspecto reforça nossas observações do diário de campo, fortalecendo os argumentos que indicam a necessidade de maior investimento no projeto pedagógico da creche.

A fala de Júlia de "culpar" as professoras por não seguirem suas orientações foi por nós percebida como uma forma de responsabilizá-las pessoalmente pela qualidade do trabalho desenvolvido, desconsiderando a importância do suporte institucional na condução desse trabalho. Por essa razão e pelos fatores apontados por Caroline e Eliane, acreditamos que as professoras não possuem um suporte adequado para planejarem suas intervenções junto às crianças.

3. Outras observações sobre a rotina da creche

Neste tópico complementamos as análises das entrevistas com reflexões oriundas das análises do diário de campo. As observações realizadas nas salas das professoras entrevistadas no que diz respeito à conduta diante de comportamentos indesejados evidenciaram que na maioria das vezes as crianças são ameaçadas com algum tipo de castigo, predominando realmente a repreensão verbal diante dos colegas. A conversa individual ocorreu pouquíssimas vezes e em nossa percepção o modo como se estruturam as atividades não propicia condições adequadas para que esse tipo de conduta ocorra. As atividades são excessivamente centradas na figura da professora, e por essa razão se torna difícil para ela conseguir voltar sua atenção somente para uma ou duas crianças. Não presenciamos trabalhos em grupo, assim como não constatamos situações de liberdade de ação, em que a criança pudesse escolher o que fazer, explorando os "cantos" da sala. Isso nos pareceu interessante porque, como já comentamos, a estrutura física da sala é bastante adequada para permitir essa mobilidade à criança e ao mesmo tempo a supervisão do adulto; entretanto, o espaço não é suficientemente aproveitado, sendo que constantemente as crianças são obrigadas a ficar sentadas em círculo, esperando durante um tempo grande (20 a 30 minutos) algum tipo de autorização da professora para ir ao banheiro, beber água ou realizar alguma atividade.

O uso dos espaços externos (área e parque) também é pequeno. As crianças brincam somente por 10 a 15 minutos, tempo bem inferior ao que normalmente permanecem sentadas esperando. Esse modo de organização das atividades se reflete no elevado número de comportamentos considerados inadequados pela creche, em todas as nossas observações, as educadoras passaram boa parte do tempo tendo que "cuidar" da disciplina, de manter as crianças "em ordem", sendo que algumas delas chegam mesmo a agir fisicamente para fazer com que a criança obedeça a seu comando. As observações mostram uma acentuada diferença de comportamento das turmas quando estão envolvidas com alguma atividade ou brincando nos espaços externos, do que quando são obrigadas a permanecerem "quietas" sem poderem se movimentar ou mesmo conversar, comprovando-se as opiniões de Caroline quando fez uma relação entre indisciplina e falta de atividade. O destaque para esse fato se apóia no fato de que o excesso de energia gasto para chamar a atenção das crianças cria um "clima" ruim na sala de aula e ocasiona um desgaste da professora na relação com as crianças, fragilizando sua autoridade, fatores esses que, a nosso ver, propiciam interações não educativas entre as crianças e entre elas e as professoras.

Por fim, gostaríamos de chamar a atenção para a restrição colocada pela creche à fala das crianças. A oportunidade de falar ocorre somente quando é a hora da novidade ou quando se explora uma estória, sendo que nos outros momentos as crianças são constantemente cobradas para ficarem em silêncio. Várias músicas são ensinadas às crianças para lembrar essa restrição:

— "Manda na boquinha, manda na boquinha, já fechou, já fechou!"

AGRESSIVIDADE NA PRIMEIRA INFÂNCIA

— "Nossa atividade já vai começar, vamos já crianças, vamos já pensar, e a nossa boca não vai mais falar, só a cabecinha é que vai pensar!"

— "Refeitório não é lugar de conversar, no refeitório a gente tem que se calar, por isso criancinhas fechem já suas boquinhas, refeitório não é lugar de conversar!"

Entretanto, evidentemente que elas arrumam modos de driblar essa restrição. Presenciamos vários cochichos e mesmo "conversas" através de gestos ou assovios. Eliane, ao falar da disciplina, diz que sua visão mudou em decorrência de sua prática, afirmando que as crianças podem trabalhar em grupo e conversar sem isso ser considerado indisciplina, entretanto parece que esse não é o entendimento da creche, sendo o modelo escolar tradicional uma forte referência. Transcrevemos a seguir as impressões gerais sobre três dias de observação em turmas diferentes que evidenciam as constatações acima.

1ª Observação: Nos diversos episódios em que dois meninos desobedecem às ordens, notamos que após algumas tentativas de resgatá-los fisicamente para voltarem ao grupo, ou de intimidá-los com nossa presença, a professora e a auxiliar resolvem "ignorar" a situação. Pelo modo como se comportaram parecia que as educadoras não estavam preparadas para lidar com as situações, e que não deviam se preocupar com esses meninos. Ficamos numa posição bastante desconfortável quando nossa presença foi utilizada como motivo de intimidação, e essa prática ocorreu várias vezes em outras turmas. Com essa atitude, a professora demonstrou a fragilidade de seu controle sobre a turma e a ausência de estratégias que lhe ajudassem a fazer com que as crianças se envolvessem com as atividades propostas.

2ª Observação: Nos poucos episódios de desobediência, a professora nos utilizou como "motivo" de intimidação, fazendo repreensões verbais ou separando as crianças do grupo. As crianças respondiam assim que uma dessas atitudes era tomada, mesmo que depois viessem a repetir o comportamento, no momento da repreensão mostravam seu respeito à professora. A auxiliar em nenhum momento teve que agir para controlar o comportamento das crianças. Especulamos que o baixo número de episódios de desobediência estivesse ligado à realização de atividades estruturadas e ao relacionamento da turma com a professora.

3ª Observação: Esse foi um dia extremamente rico de informações sobre os comportamentos "desviantes", que ocorreram praticamente durante todo o tempo de observação. De modo geral, verificamos que somente quando as crianças estavam envolvidas em uma atividade em que a professora estivesse diretamente envolvida (como na chamadinha, ou na hora da estória) é que ficavam mais tranqüilas. Nos demais momentos, e em especial naqueles em que estavam sem atividade específica, o número de episódios de desobediência e agressividade aumentava significativamente. As estratégias utilizadas pela professora não se mostraram eficientes para minimizar esses comportamentos. Novamente, aconteceu de nossa presença ser utilizada como um motivo para inibição desses comportamentos, entretanto, comparando com as duas outras observações, vimos que somente para algumas crianças isso teve efeito e de fato ratificamos nossa impressão de que ao se utilizar a presença de outro adulto a professora acaba reforçando a fragilidade de sua relação de autoridade. Nesse dia ficamos constrangidos com os momentos em que a professora tentou fisicamente conter os alunos, pois a utilização do contato físico após a desobediência de uma ordem só explicitava o quanto as crianças não reconheciam nela uma figura de autoridade, pois mesmo depois de "resgatá-las", elas continuavam a repetir o mesmo comportamento. No que se refere à agressividade, nos chamou a atenção o comportamento de André, pois agiu de forma agressiva sem que as outras crianças tivessem ao menos buscado interagir com ele (empurrou algumas crianças que passaram perto dele). Vale lembrar que esse tipo de comportamento ocorreu quando ele não estava sendo observado pela professora, e quando ele estava de castigo, sem poder brincar.

Capítulo IV

As famílias

No presente capítulo, iremos analisar as condições das famílias enquanto ambiente capaz de propiciar segurança básica para as crianças. Para tanto, selecionamos as famílias de André e Marcos, seguindo os critérios de seleção (cf. Capítulo II). Tendo em vista que, no olhar das educadoras, o primeiro é considerado agressivo e o segundo, uma criança calma, uma análise detalhada de seu grupo familiar poderia trazer informações preciosas para compreender como as dinâmicas familiares propiciam ou não a referida segurança.

Optamos por apresentar um retrato de cada grupo familiar inserindo as crianças no interior do mesmo. A preocupação é dar uma visão da complexidade, na qual a criança e seu comportamento não podem ser vistos isoladamente, mas nas redes interativas nas quais a família cumpre importante papel.

Para a formulação desse retrato elaboramos um protocolo com as questões/temas a seguir explicitados, que foi preenchido a partir do conjunto das entrevistas dos familiares de André e de Marcos:

a) características da família de origem dos pais e do modo como foram educados;

b) relação entre os pais — resgate da história da aproximação dos pais, namoro e casamento;

c) gestação e nascimento das crianças — conhecimento de todos os eventos significativos em relação à gestação de cada criança, se foi ou não planejada, como a notícia foi recebida pelos pais, a saúde da mãe e do feto durante a gravidez e o parto (ocorrência de quadros físicos ou mentais durante o período gestacional e o parto), nascimento, saúde da criança e da mãe após o parto e dias seguintes, e organização familiar no momento do nascimento;

d) primeiros anos de vida das crianças — descrição de todos os eventos relativos à saúde e ao desenvolvimento da criança e do modo de funcionamento da família nesse período;

e) relação das crianças com a mãe — descrição do relacionamento entre a criança e a mãe;

f) relação das crianças com o pai — descrição do relacionamento entre a criança e o pai;

g) relação das crianças com a(s) irmã(s) — descrição do relacionamento entre a criança e a(s) irmã(s);

h) informações complementares — outras informações que consideramos significativas para o entendimento da dinâmica familiar que não foram contempladas pelas categorias anteriores.

1. Caracterização da dinâmica familiar de André

O primeiro encontro com a mãe de André ocorreu juntamente com a coordenadora da creche e teve como objetivo solicitar autorização para a realização do trabalho individual com André e a participação da família em outras entrevistas paFra conhecimento da história de vida familiar e da criança. Logo nesse primeiro contato, a mãe já se mostrou disponível para a pesquisa e já relatou inúmeras situações da vida privada de André e de sua família. Quando a pesquisadora solicitou a participação de outras pessoas próximas a André, a mãe sugeriu uma de suas irmãs, que morava no mesmo lote onde ficava a casa de sua família.

Além de mais duas entrevistas com a mãe de André, a pesquisadora também entrevistou uma de suas tias, irmã mais nova da mãe. A caracterização a seguir foi feita, então, a partir da síntese dessas entrevistas. Os familiares de André foram identificados pelos nomes fictícios descritos no Quadro 4.1. Fizemos também um genograma da família de André para facilitar a compreensão da dinâmica familiar.

Quadro 4.1 — Designação para os familiares de André.

Familiar	Designação
Mãe	Adriana
Pai	Augusto
Primeira irmã (mais velha)	Aretuza
Segunda irmã	Amanda
Terceira irmã (mais nova)	Angélica
Avó materna	Aracy
Tia (irmã mais nova da mãe)	Anelise

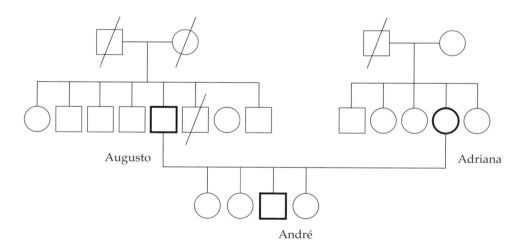

Figura 4.1 — Genograma de André.

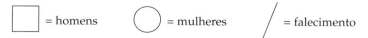

História familiar da mãe de André — Adriana tem duas irmãs e um irmão mais velhos e uma irmã mais nova, é a quarta filha de Aracy. O marido de Aracy faleceu quando Adriana estava com oito anos de idade. Aracy e o filho mais velho trabalhavam para manter a família. A filha mais velha tomava conta da casa e das irmãs mais novas. Aracy orientava as filhas para não sair de casa e não ficar na casa dos vizinhos. Adriana era muito peralta. No horário de trabalho de Aracy costumeiramente saía de casa com Anelise e uma prima para brincar. Passavam o dia fora passeando, cabulavam as aulas e ia apanhar frutas, brincar na lagoa da cidade, se aventurar. Felizmente a cidade era muito tranqüila e apesar de serem três meninas pequenas nunca passaram por situações de abuso, maus-tratos ou violência. Certa vez correram risco de morte quando utilizaram um barco furado para atravessar a lagoa e não se afogaram graças à ajuda de um senhor que efetuou o resgate. Voltavam para casa um pouco antes de Aracy. Adriana apanhava de Aracy quando suas "fugas" eram descobertas ou quando fazia algo grave. Aracy era muito rígida com as filhas, evitava surras, mas quando era preciso corrigia com veemência. Adriana se lembrou de ter visto Aracy enfurecida quando soube que ela havia se pendurado em um armário e quebrado todas as peças de vidro que estavam nele. Aproximadamente cem peças, sendo algumas muito antigas, herança da avó de Adriana. Lembra-se também de Aracy bater muito em uma de suas irmãs por ter trazido da escola uma tesoura de outra criança. Aracy fazia questão de ensinar aos filhos os valores de não pegar objetos que não lhes pertencessem e não fazer com os outros o que não desejavam para si próprios. Adriana e a família mudaram de bairro quando ela tinha onze anos. Essa mudança marcou o final das aventuras de Adriana com Anelise e a prima e o início de suas atividades de trabalho. Nessa idade Adriana começou a trabalhar como empregada doméstica para ajudar também no orçamento da família. Com o trabalho, interrompeu os estudos na sexta série do ensino fundamental. Trabalhou também em restaurantes e órgãos públicos. Aos dezoito anos conheceu Augusto através de um cunhado. Aracy sempre foi contrária ao namoro, pois desde pequena conhecia a família de Augusto e sabia das dificuldades de relacionamento dele com os vizinhos, sendo inclusive "vítima" de um ataque de um balde com urina.

História familiar do pai de André — Augusto tinha uma irmã e três irmãos mais velhos e uma irmã e dois irmãos mais novos, é o quinto filho da família. A mãe de Augusto faleceu quando ele tinha seis anos. Sua morte foi precipitada por uma doença grave, provavelmente tuberculose. Entretanto, Augusto e um irmão mais novo afirmam ter visto o pai sufocar a mãe com um travesseiro. Lembram-se do pai segurando o travesseiro atrás das costas ao lado da cama do casal e da mãe deitada com sangue escorrendo pela boca. Alguns meses antes Augusto já tinha presenciado uma grande discussão entre o casal. Nessa ocasião sua mãe gritou pedindo a ele para pegar uma faca e matar o pai que estava tentando matá-la. Augusto atendeu ao pedido da mãe e quando estava para atingir as costas do pai, este virou e lhe deu um pontapé que o arremessou contra a parede. Em função dessa agressão Augusto desenvolveu uma hérnia que o incomoda até os dias atuais. A relação entre os pais de Augusto sempre foi tumultuada. O pai viajava a serviço e a mãe mantinha relações sexuais com outros homens dentro da própria casa para conseguir dinheiro. Augusto tem lembranças dessas relações. Em conseqüência desse comportamento, suspeita-se que somente os quatro primeiros filhos sejam realmente do marido, sendo Augusto de um outro homem e os três mais novos de um outro, que morava na cidade vizinha. Apesar dessas suspeitas, o marido registrou todos os filhos da esposa e os criou depois de sua morte. Augusto e os irmãos mais novos ficavam sob a responsabilidade dos mais velhos quando o pai saía para trabalhar. O pai separava os alimentos que deviam ser consumidos durante o dia e trancava o armário e a geladeira para que os filhos não pegassem mais nada. Os irmãos mais velhos brigavam muito entre eles e chegavam a usar facas nesses desentendimentos; além disso, colocavam os mais novos para fazer os serviços domésticos: lavar louças, cozinhar. Augusto apanhou muito do pai com correia de máquina de costura. Aos dezessete anos saiu de casa e foi para São Paulo com um colega para trabalhar como ajudante de pedreiro. Nessa ocasião começou a ter contato com drogas (maconha) por influência dos colegas de alojamento. Os outros irmãos de Augusto também se envolveram com drogas. Um deles inclusive está foragido da polícia porque foi condenado por contrabando e tráfico. Adriana comentou que não conversa com um dos cunhados porque discordava de seu comportamento de consumir drogas em casa diante da família e inclusive jogar fumaça na boca do filho. Esse filho quando adolescente se revoltou contra o pai e se entregou ao vício do álcool. O único irmão que não se envolveu com drogas já faleceu, vítima de um acidente. No último dia de serviço militar na Aeronáutica, um dos colegas foi brincar com o irmão de Augusto e rodou uma arma na mão e apontou para ele, nesse instante a arma disparou acidentalmente. Em conseqüência do tiro ficou hospitalizado durante algum tempo, teve infecção hospitalar e acabou morrendo.

Relacionamento entre os pais de André e história familiar até seu nascimento — O início do relacionamento entre Adriana e Augusto ocorreu logo após a morte do irmão dele, quando ele já estava de volta à cidade. Adriana, ao descobrir o envolvimento de Augusto com drogas, lhe pediu para escolher entre o namoro e o vício. Nesse período Augusto interrompeu o uso por aproximadamente um ano. Adriana foi mordida por um cachorro e precisou tomar remédios e vacina anti-rábica, quando estava no primeiro mês de gravidez. Os medicamentos não deveriam ter sido utilizados, mas ela desconhecia seu estado. Descobriu algum tempo depois a gravidez e esse fato desencadeou o casamento. Aracy nessa ocasião chegou a falar para Adriana que não precisava se casar por causa da gravidez que ela ajudaria a criar a criança. Mesmo assim, Adriana resolveu se casar com Augusto. Durante o casamento Augusto voltou a se envolver com drogas. A primeira gravidez de Adriana foi tranqüila, não tendo qualquer problema de saúde. Entretanto, sua filha nasceu com os dois ouvidos inflamados e sem a pele das nádegas. Em conseqüência desses problemas, os primeiros quatro meses de vida de Aretuza foram muito trabalhosos para Adriana, pois a filha chorava toda vez que urinava, já que isso provocava muito dor na região descoberta. Adriana utilizou vários medicamentos sem sucesso e a pele só se desenvolveu depois que passou a dar banhos de sol na filha no início da manhã. A infecção dos ouvidos ocasionou o uso de antibióticos desde o primeiro mês de vida. Aos seis meses Aretuza teve uma febre muito alta e foi levada ao hospital. Com o retorno de Adriana ao trabalho, Aretuza ficou sob os cuidados de Aracy. Adriana engravidou novamente e teve sua segunda filha aproximadamente após um ano e um mês do nascimento de Aretuza. Quando Adriana chegou do hospital com a filha Amanda, Aretuza ainda não andava nem falava. Aracy então desconfiou que a neta tinha problemas de audição e a levou ao médico. Aretuza foi submetida a vários testes e teve a surdez confirmada. Aos cinco anos de idade Aretuza foi colocada em uma unidade da Associação dos Pais e Amigos dos Excepcionais (APAE) de uma cidade vizinha, para ter seu desenvolvimento estimulado. Estudava nessa mesma instituição até a época da pesquisa e nunca apresentou maiores problemas para a família. Aprendeu a língua de sinais, que também foi ensinada à mãe e estava aprendendo a ler e a escrever. Durante a gravidez de Amanda, Adriana soube do envolvimento de Augusto com outras mulheres e isso motivou uma separação do casal por aproximadamente dois anos. Augusto saiu de casa e não teve qualquer contato com Adriana e as filhas nesse período. Até chegou a tentar conhecer Amanda, mas Aracy por recomendação de Adriana não permitiu as visitas. Após algumas tentativas de reaproximação Adriana resolveu dar uma chance para Augusto que então voltou para casa quando Amanda já estava com mais de dois anos. O relacionamento dele com essa filha foi inicialmente difícil, pois era um estranho para ela. Entretanto, após algum tempo de convivência, Amanda e o pai se aproximaram. Amanda andou quando estava com aproximadamente nove meses de idade, entretanto demorou bastante a falar. Não teve qualquer problema de saúde mais grave durante os primeiros anos de vida. Chamava a atenção pelo número elevado de horas que dormia, característica essa que permaneceu durante seus primeiros quatro anos. O desenvolvimento da fala só ocorreu depois do ingresso numa pré-escola, entretanto Amanda antes disso brincava e entendia o que era dito pelas outras pessoas. Adriana chegou a consultar médicos pela demora do desenvolvimento da linguagem, mas teve a indicação de aguardar até os cinco anos. Amanda foi uma criança tranqüila até os oito anos, a partir dessa idade começou a se desentender com o pai e a apresentar maiores dificuldades na escola, uma vez que sua aprendizagem sempre foi mais lenta do que das crianças coetâneas. Nesse mesmo período, Adriana e Augusto voltaram a se desentender devido à infidelidade e ao uso de drogas de Augusto e então decidiram dormir em quartos separados, pois Augusto se recusou a sair de casa e Adriana precisava de sua ajuda para levar Aretuza para a escola. A recusa de Augusto foi motivada pelo fato de ter contribuído para a construção da casa em que moram. Essa casa estava localizada em um lote de Aracy, que abrigava três outras construções onde residiam Aracy e outros irmãos de Adriana, com seus cônjuges e filhos. Adriana e Augusto passaram aproximadamente um ano dormindo em quarto separado, quando então Adriana voltou a pressionar Augusto para sair de casa, pois soube que ele estava com outra mulher e inclusive recebeu vários telefonemas dessa amante, dizendo coisas ruins e desagradáveis. Augusto então saiu, mas visitava Adriana de vez em quando. Numa dessas visitas Adriana engravidou de André, apesar de estar tomando pílulas anticoncepcionais.

Gestação e nascimento — Conforme pedido pela pesquisadora, Adriana trouxe para a segunda entrevista documentos de acompanhamento de sua saúde e de André durante a gravidez e um álbum de fotografia, onde tinham fotos do batizado de André e de seus primeiros anos de vida. A gravidez de André ocorreu então durante uma das separações dos pais, sendo a gravidez motivo para Adriana novamente aceitar Augusto de volta em casa. Adriana não desejava essa gravidez e rejeitou muito a criança no início da gestação, chegou mesmo a pensar em aborto, mas por falta de coragem resolveu não praticá-lo. Durante a gravidez Adriana realizou regularmente os exames pré-natais e fez um acompanhamento regular de sua pressão sanguínea. Tomou medicamento para controlá-la durante toda a gestação. Realizou três exames de ultra-sonografia, sabendo do sexo de André no segundo exame. Augusto ficou bastante satisfeito com a notícia de ter um filho. Anelise relatou que muito próximo do nascimento de André a cunhada de Adriana lhe contou que havia visto Augusto beijando outra mulher. Isso deixou Adriana muito aborrecida e chateada, provocando uma crise de choro. Os familiares ficaram muito preocupados com Adriana, com receio de que tivesse alguma complicação na gravidez. O parto de André foi realizado três semanas depois da data prevista. O ginecologista que acompanhava Adriana, sabendo que seus dois primeiros partos tinham sido normais, resolveu esperar pelas contrações. Entretanto, como essas não apareceram, resolveu fazer uma ultra-sonografia e verificou que o cordão umbilical estava em volta do pescoço de André. Por essa razão realizou uma cesárea em Adriana no dia 19 de janeiro de 2000. André nasceu com 4 quilos 480 gramas e 56 centímetros. Adriana se recuperou bem do parto. Augusto esteve com ela durante os dias em que ficou internada e foi junto com o irmão de Adriana buscá-la na maternidade. Durante sua licença-paternidade, ajudou nos cuidados com o bebê e com a casa. Augusto participou mais dos cuidados com os dois filhos mais novos, estando presente nos momentos de doença, levando-os a médicos. Depois do nascimento de André se afastou bastante das filhas mais velhas, deixando de sair e estar com elas. O fato de já estarem na adolescência o fez acreditar que somente Adriana é que devia cuidar da educação delas.

Primeiros anos de vida — Aracy e Anelise ajudaram Adriana nos primeiros meses de André. André chorava muito, dormia bem e tinha problema de refluxo. Emagreceu muito nos três primeiros meses, pois vomitava todo o leite que ingeria. Aos quatro meses, após um exame, passou a tomar um medicamento para o refluxo. Precisava dormir com o corpo inclinado, entretanto era difícil mantê-lo nessa posição. O leite vomitado muitas vezes caía nos ouvidos provocando infecções seguidas. Aos sete, oito meses, André melhorou bastante do refluxo, não vomitando mais. Adriana amamentou André até cerca de um ano quando soube da gravidez de sua outra filha, Angélica. Aos quatro meses de idade introduziu alimentos sólidos na dieta de André assim como mamadeira. André se adaptou bem à comida, mas rejeitou a mamadeira que nunca mais foi usada. Com a interrupção da amamentação, André continuou a alimentação, mas não tomava leite, alimento que só passou a ingerir depois de sua entrada na creche. Quando estava com aproximadamente um ano e meio, André foi submetido novamente ao exame realizado anteriormente e constatou-se que seu sistema digestivo já estava funcionando regularmente, dispensando o uso do remédio que já tinha sido suspenso há dois meses. André teve uma crise de bronquite entre o terceiro e o quarto mês de vida. Adriana inclusive comprou um nebulizador e passou a medicá-lo em casa quando ocorreram novas crises. André só era levado ao hospital quando as crises eram muito intensas e exigiam medicação intravenosa. André começou a andar uma semana antes de completar um ano de idade. Foi internado quando estava com um ano e oito meses em conseqüência de uma diarréia intensa, acompanhada de vômitos. Passou uma semana no hospital. Adriana lembra que nesse período André emagreceu muito (entrou pesando treze quilos e saiu pesando oito quilos e meio), e que sofreu muito pelo fato de precisar tomar soro e suas veias não suportarem a medicação. No momento da alta, seu corpo estava bastante marcado pelas tentativas de encontrar as veias, chegou a tomar medicação pelas veias da perna e da cabeça. No primeiro exame de sangue realizado durante a internação, constatou-se que André estava muito anêmico. O médico informou à Adriana que André apresentava uma verminose característica de riachos e lagoas poluídas e que era muito perigosa para crianças. Essa verminose havia causado todos os sintomas, inclusive a anemia. Adriana afirmou não compreender como André se contaminou, já que não tinha levado ele para lugares desse tipo. Durante a internação André recebeu medicamentos para a anemia, curada conforme exame de sangue feito quinze dias após a saída do hospital. Adriana e Anelise disseram ficar incomodadas com a cor de André, muito amarelada. Adriana afirmou ter repetido o exame de sangue outra vez depois de cerca de um ano da internação e o resultado ser normal. André demorou a falar, suas primeiras frases apareceram somente no ano de 2002 quando foi para uma outra creche e, conforme Adriana, sua linguagem melhorou mesmo quando foi transferido para a creche em 2003. André é muito apegado à mãe e ao pai, e não gostava de ficar com outros familiares. Quando precisava ficar sob os cuidados de Anelise chorava o tempo inteiro e ficava chamando a mãe. André e as irmãs não saem muito e quando saem, saem com o pai. Conforme Adriana, André largou as fraldas um pouco antes dos dois anos. Anelise afirmou que Adriana retirou as fraldas de André antes que ele conseguisse controlar os esfíncteres. As reclamações quanto à agressividade de André apareceram durante sua permanência na outra creche. Adriana foi chamada pela instituição e informada sobre o isolamento social de André, que não conseguia brincar com as outras crianças, ficava muito isolado e sobre o fato de André não controlar os esfíncteres. Adriana e Anelise lembraram que André chegou a ter problemas com o controle de esfíncteres também na creche. Durante a entrevista, Adriana informou que em casa André já ia ao banheiro sozinho pedindo sua ajuda somente para se limpar. Adriana afirmou não saber o motivo de André se comportar de forma agressiva e colocou sob suspeição a conduta das educadoras da instituição, relatando o fato de André chegar em casa várias vezes com marcas de beliscões. Anelise lembrou o fato de André às vezes chegar em casa com um pedaço de carne escondido na boca, quando estudava nessa outra instituição e que também fez isso na creche. Em casa André conversava bastante com os pais e com os outros familiares, precisando às vezes ser repreendido por falar muito. André não gostava de contato físico, era muito arredio, mas depois de entrar para a creche estava se soltando mais. Anelise comentou que chegou mesmo a lhe dar um beijo, o que não acontecia anteriormente. André dormia com os pais diariamente, ficando entre Augusto e Adriana. André foi flagrado algumas vezes espiando as irmãs e primas, denunciando um interesse pelo corpo das meninas. Apesar de responder aos pais, André jamais chegou a agredi-los fisicamente, assim como a qualquer outro adulto. André comia muito em casa, era meio desesperado por comida, queria comer tudo que via, era muito guloso. Anelise comentou que André era "guado". O que acontecia quando uma criança tinha tido vontade de comer algo e não tinha sido atendida. Por essa razão se tornava gulosa e ficava com o olho saltado, assim como André, que segundo ela tinha a cabeça de criança "guada". Em casa, André comentava sobre o dia na creche, banho, alimentação e cantava músicas, passava seu tempo com o velocípede e brincando com as irmãs e primos. André gostava também de assistir a desenhos, em especial Scooby Doo. André chegou a questionar Adriana quando esse desenho saiu da programação da televisão, chorando e lamentando a sua falta.

Relação com a mãe — Adriana parou de trabalhar quando estava no sétimo mês de gravidez de André, ficando diretamente responsável pelos cuidados da criança. Acompanhou André nesses primeiros anos e afirmou que era uma criança tranqüila, que não lhe dava trabalho. Depois de ter entrado numa instituição de educação infantil no ano de 2002, André se tornou agressivo e desobediente em casa. Sua irmã Angélica era o principal alvo de sua agressividade, apesar de também enfrentar as irmãs mais velhas. Apesar disso André defendia Angélica quando era repreendida por outras pessoas. Adriana inclusive comentou o fato de André e Angélica serem colocados inicialmente na mesma turma (Turma

1 da creche) e precisar mudar de turma porque estava fazendo todas as coisas para Angélica. André passou também a desobedecer e provocar muito Adriana, com pedidos constantes de alimentos (banana e iogurte). Adriana afirmou bater em André somente em situações extremas e repreendê-lo através de conversa. Relatou que André chorava só de ser ameaçado, correndo para um canto da casa e gritando "Não me bate!". Ela falou ainda não entender o motivo desse comportamento, porque não batia no filho. Não costumava colocar André de castigo porque ele não ficava. Anelise comentou que Adriana se tornou impaciente com André depois do nascimento de Angélica. Afirmou que costumeiramente Adriana gritava e falava mal dos filhos, que ela e as outras irmãs escutam os gritos de Adriana inclusive durante a madrugada. Adriana disse que procura educar os filhos de um modo diferente de Aracy no que se refere a bater nos filhos. Aracy sempre batia nas nádegas dos filhos e passou essa recomendação para eles. Adriana diz segui-la. Anelise trouxe informações bastante divergentes. Declarou que Adriana batia nos filhos por qualquer motivo (dando tapas e não surras), sem critério. Nos momentos de raiva inclusive não se importava com o lugar onde batia. Caracterizou Adriana como uma pessoa "dura", mas muito carinhosa com os filhos pequenos, com os quais brincava e pegava no colo. André estava em tratamento dentário e Adriana informou que seus dentes apodreceram e que não sabia o motivo, já que tinha começado a escovação quando ele estava com seis meses de idade e já tinha quatro dentes. Segundo ela, André às vezes "cismava" de escovar os dentes sozinho, não lhe deixando ajudá-lo.

Relação com o pai — Augusto e André eram muito próximos, sendo André o principal alvo de sua atenção e afeto. Entretanto, parece que Augusto tem dificuldades de colocar limites em André, não conseguindo repreendê-lo quando é necessário. Conforme relato de Adriana e Anelise, Augusto "passa muito a mão na cabeça de André", não lhe colocando limites e protegendo André das correções da mãe e desautorizando-a na frente dos filhos.

Relação com a(s) irmã(s) — André era mais próximo de Angélica, mas também brincava com Amanda. Aretuza não gostava de brincar com os irmãos mais novos, por isso era mais distante deles. André se desentendia com as três irmãs, chegando a bater em todas elas.

Informações complementares — André estava muito agressivo, especialmente nos dois últimos meses a contar da época em que foi realizada a pesquisa. André era muito diferente de Angélica, sua irmã mais nova e bem mais tranqüila. Em casa estava agressivo com Angélica e com os pais. Adriana apontou alguns motivos que poderiam estar relacionados com a agressividade de André: a chegada de Angélica em um tempo muito curto, diferença de um ano e quatro meses; André não poder brincar na rua com outras crianças nem ir para a casa dos outros; assistir a filmes e desenhos violentos; e no ambiente onde moram acontecer, principalmente aos fins de semana, muitas confusões e brigas que André presenciava. Por fim, citou o desemprego do marido como mais um elemento que poderia ter aumentado a agressividade do filho, pois André era muito apegado ao pai e, desempregado, este não tinha muita paciência com ele.

2. Caracterização da dinâmica familiar de Marcos

O primeiro encontro com os pais de Marcos ocorreu juntamente com a coordenadora da creche e teve como objetivo solicitar autorização para a realização do trabalho individual com Marcos e a participação deles em outras entrevistas para conhecimento da história de vida da família e da criança. A pesquisadora ficou bastante tranqüila quando reconheceu os pais de Marcos, por participarem das reuniões multifamiliares (trabalho voluntário realizado pela pesquisadora, juntamente com outro psicólogo, que tinha como objetivo criar um espaço de troca de experiência entre os cuidadores sobre a função de educar as crianças). O fato de já conhecerem o seu trabalho na instituição facilitou o contato, que foi bastante longo para uma primeira entrevista, durando cerca de uma hora e meia. A pesquisadora considerou que o fato de os pais comparecerem à reunião já indicava um interesse de ambos na educação do filho. Apesar de a mãe falar mais durante a reunião, os dois se mostraram envolvidos com a vida do filho e, o mais surpreendente, foi que eles relataram que em casa Marcos estava sendo agressivo, mostrando-se surpresos por ele ter sido indicado como a criança mais calma da turma.

Além de mais duas entrevistas com a mãe e uma entrevista com o pai, a pesquisadora também entrevistou a irmã de Marcos. A caracterização a seguir foi feita então a partir da síntese dessas entrevistas. Os familiares de Marcos foram identificados pelos nomes fictícios descritos no Quadro 4.2. Fizemos também um genograma da família de Marcos para facilitar a compreensão da dinâmica familiar.

Quadro 4.2 — Designação para os familiares de Marcos.

Familiar	Designação
Mãe	Meire
Pai	Moacir
Irmã	Mariana
Avó materna	Marília

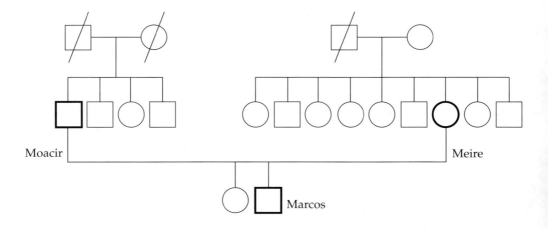

Figura 4.2 — Genograma de Marcos.

História familiar da mãe de Marcos — Meire é uma das filhas mais novas de uma família de oito irmãos de sangue e um adotivo, nasceu nesse município onde se localiza a creche e sempre morou no mesmo bairro. Começando do irmão mais novo (adotado), sua posição é a terceira em nove filhos. Perdeu o pai aos oito anos de idade, não tendo muitas lembranças dele porque era mestre-de-obras e ficava muito tempo fora de casa. Sua mãe, Marília, criou os filhos sozinha, com a ajuda financeira do filho mais velho, que com a morte do pai começou a trabalhar. Meire apanhou bastante. Certa vez Moacir presenciou uma surra porque Meire havia descumprido o horário marcado pela mãe para chegar em casa. Meire afirmou que ao olhar sua história, depois de também ser mãe, entende os motivos do modo de agir de Marília, que era muito preocupada com os filhos, porque precisava exercer sozinha a função materna e paterna, conseguindo cumprir sua função já que os filhos são pessoas boas. Apesar disso, Meire diz não educar os filhos do mesmo modo, pois procura primeiramente conversar ao invés de bater. Meire não se lembrava de quando apanhou a primeira vez, mas se lembrava de uma única surra dada pelo pai, quando saiu de casa sem sua permissão. E de outra dada pela avó pelo mesmo motivo. Meire durante a adolescência teve um período de dificuldades alimentares, comia somente pão, apesar dos esforços de Marília, e não aceitava outros alimentos, tendo seu desenvolvimento físico e cognitivo afetado por essa dificuldade. Meire repetiu a sexta série do ensino fundamental e lembra que essa foi a época em que estava mais fraca. Essa foi sua única repetência. Estudou até o primeiro ano do ensino médio e parou de estudar porque não estava conseguindo conciliar o trabalho com os estudos e o namoro com Moacir, pai de Marcos. Meire também iniciou um curso de datilografia que foi interrompido por causa de um problema com a visão. Meire e os outros irmãos começaram a trabalhar cedo para ajudar com as despesas da casa. Meire trabalhava em casa de família, fazendo serviços domésticos e olhando crianças. O relacionamento de Meire com os irmãos não era de muita proximidade. Meire morou durante dois anos na casa de uma outra família depois que o pai morreu, e os irmãos não aprovaram esse comportamento. Entretanto, Meire ainda era uma criança e só se mudou porque a mãe consentiu. A outra casa era mais atraente, porque Meire só precisava fazer companhia para outra menina, compartilhando as mesmas atividades, não tendo que trabalhar. Além disso, em sua casa passavam por dificuldades financeiras. Uma outra irmã de Meire também foi morar em outra casa e depois disso passou a ter vergonha das condições da família, agindo de forma arrogante com os irmãos. Casou-se com um marido com boas condições financeiras e se mudou da cidade, mantendo-se afastada da família. Meire também estava de relações cortadas com uma de suas irmãs. Entre os motivos do desentendimento estava o fato de essa irmã, assim como os demais, não ajudá-la no cuidado com a mãe, e o fato de ela ter parado de ingerir bebidas alcoólicas, ocasião em que ficava junto com essa irmã, um outro irmão e alguns colegas, que também se afastaram em função dessa sua atitude. Moacir influenciou Meire a parar de beber, pois lhe alertou para os problemas de saúde que acompanhavam a bebida. Marília foi vítima de um acidente vascular cerebral, ficando com seqüelas que exigiram cuidados constantes, e como Meire era a única filha que não trabalhava fora de casa, Marília foi para sua casa. Um outro fator que pesou nessa decisão foi a disponibilidade de Moacir para acompanhar Marília ao médico. Os outros filhos ajudavam financeiramente Meire a custear as despesas da mãe. Os cuidados com Marília lhe absorviam muito, deixando Meire muito cansada e sem paciência com Marcos. Assim depois de vários meses, Meire colocou para os irmãos a necessidade de Marília voltar para a própria casa e ficar sob os cuidados de uma pessoa contratada. Essa decisão foi muito criticada pelos irmãos, que se sentiam cômodos por não terem que se envolver pessoalmente com os cuidados da mãe. Meire foi alertada pelo marido e por outros profissionais de saúde que lhe acompanharam (médicos e psicólogo) para o fato de os irmãos resistirem à mudança e tentarem fazê-la se sentir culpada. A irmã com quem Meire não se relacionava chegou a lhe ofender e quase lhe agredir fisicamente por causa de problemas com os cuidados de Marília, sendo esse o marco do rompimento da relação delas. Nesse dia, a irmã lhe enfrentou dentro da própria casa, gritando bastante; Mariana e Marcos ficaram muitos assustados e magoados com essa tia e o marido foi obrigado a pedir a cunhada para se retirar da casa deles. O relato de Meire deixa transparecer um clima muito ruim entre ela e os irmãos, uma tentativa "desesperada" de ser aceita pela mãe (Marília) e as dificuldades de implicar os irmãos nas atividades de cuidado de Marília e conciliar essa tarefa com suas responsabilidades familiares. Conseguir tirar a mãe de casa foi um avanço, mas de fato ainda continua carregando o fardo e se sentindo a principal responsável. Meire tem mais contato e afeto por algumas amigas do que pelos irmãos em função de toda essa história. Os irmãos têm inveja da vida de Meire, de suas relações com os familiares (primos, tias) e a consideram com boas condições financeiras.

História familiar do pai de Marcos — Moacir é o filho mais velho de uma família de quatro irmãos. Sua educação familiar foi complicada. A mãe teve um problema de coração, quando ele tinha cerca de sete, oito anos, sendo submetida a internações seguidas, ficando distante de casa e dos filhos que ficavam com parentes e com o pai. Sua infância foi muita marcada pela ausência da mãe. Sempre que podia não comparecia à escola e dava muito trabalho ao pai. A adolescência de Moacir foi muito conturbada. Seu pai achava que os problemas de saúde da esposa decorriam de algum trabalho de "macumba" feito por inimigas, submetendo os filhos e a mulher a vários rituais em instituições religiosas. Moacir fazia algumas gracinhas durante esses rituais, sendo repreendido pelo pai. A mãe lhe defendia dizendo ao marido que era só uma criança. Apesar dessa atitude do pai, Moacir não acredita nesse tipo de fato; não tem nenhuma crença específica, mas acredita em Deus. Assiste a missas e freqüenta a igreja evangélica de sua esposa. Diariamente agradece a Deus, mostrando uma atitude religiosa de uma pessoa crente, porém sem ligação com uma religião específica. Após muito tempo descobriram que o problema de saúde de sua mãe era um problema cardíaco e realizaram uma operação para colocação de uma válvula em seu coração. Após essa operação, a saúde da mãe se estabilizou. A família de Moacir se mudou para o município onde se localiza a creche quando estava com cerca de quatorze anos. Nesse período a mãe já estava bem de saúde e o pai empregado; estavam em uma fase mais tranqüila. Com a mudança, Moacir iniciou algumas amizades que o pai não aprovava e que ele fazia questão de manter somente para provocá-lo. O pai em conseqüência dessas atitudes o retirou do colégio e lhe obrigou a trabalhar com ele. Moacir passou a trabalhar com o pai, mas não estava recebendo por isso. Sua mãe era contrária a essa situação e defendia Moacir, que presenciou discussões dos pais por essa razão. A mãe faleceu quando estava com quinze para dezesseis anos de idade. Nessa ocasião, o pai pediu a uma irmã da esposa para tomar conta da filha, e os filhos ficaram com ele na casa da família. Com a morte da mãe, Moacir passou a viver um período de muita confusão. O pai começou a ingerir bebida alcoólica e a passar as noites fora de casa. Arrumou uma mulher e a levou para casa. Nesse ínterim Moacir ficava solto pela rua e começou a se desentender com o pai, que o colocou para fora de casa. O pai se desentendeu com a segunda mulher, chegando mesmo a agredi-la e ser agredido fisicamente por ela, e por essa razão se separaram. Depois disso o pai de Moacir se entregou ao vício e em conseqüência dele veio a falecer depois de cerca de oito anos da morte da primeira esposa. Moacir nesse meio tempo amadureceu e começou a trabalhar. Utilizou drogas, como maconha e cola, mas conseguiu interromper o uso. Moacir ressaltou a importância de Meire nessa decisão, pois ela lhe deu um ultimato dizendo que se não parasse de usar drogas não namoraria mais com ele. Dois de seus colegas dessa época que continuaram o consumo de drogas estão muito mal, um preso e outro completamente viciado. Moacir começou a namorar Meire ainda nessa fase de "malandragem" e Marília não aprovava o namoro por causa de seu comportamento. Moacir foi amadurecendo e o pai a piorar. Não queria mais trabalhar, só beber. Moacir se casou com Meire e passou a cuidar do pai. Apesar das tentativas de Moacir, ele não conseguiu se livrar mais do vício, tendo a saúde seriamente prejudicada e falecendo. Moacir afirmou que o pai era rígido com ele, que lhe alertava sobre as companhias, mas que ele só foi perceber que ele estava correto depois de casado, quando então procurou ajudá-lo sem sucesso. Moacir não se relacionava bem com os irmãos. Os três moravam em um lote deixado pelo pai; Moacir com a família em uma construção e os dois irmãos em outra. Um dos irmãos também estava envolvido com bebida alcoólica. Os irmãos às vezes achavam que Moacir era moralista, por tentar aconselhá-los. Entretanto, é o irmão mais velho e teve uma experiência de vida mais ampla. O fato de morar próximo aos irmãos incomodava Moacir, pois o ambiente ficava tumultuado porque não tinha união com os irmãos, e almejava ter uma casa própria em outro lugar, distante deles. Moacir e os irmãos nunca regularizaram a situação do lote, e ele não conseguiu apoio para realizar melhorias porque os irmãos alegam que o imóvel não é deles. Moacir atribui essa desunião com os irmãos ao fato de o pai ser muito ignorante e não conversar com os filhos. Moacir não se lembra de nenhuma comemoração de seu aniversário e não gosta da data. Quanto à educação dos filhos, Moacir disse: "quero educá-los sem magoá-los". Meire às vezes reclama de Moacir dizendo que ele quer educar os filhos igual ao pai, mas Moacir lhe advertia dizendo que isso não era verdade, pois procurava adaptar alguns de seus ensinamentos para os dias atuais. Meire considerava que bater nos filhos não era um bom meio para ensiná-los a agir de forma correta. Moacir discordava afirmando que esse castigo poderia resolver se fosse aplicado na hora correta. Como exemplo de sua opinião relembrou um episódio em que apanhou muito do pai, que justificou sua ação dizendo que era para ele se lembrar da "surra" toda vez que sentisse vontade de pegar algo que não lhe pertencia e que não tinha criado filho para a polícia bater, e nunca mais repetiu o erro (tirar dinheiro de parentes na casa da avó — roubar), que até teve a idéia, mas lembrava da correção e desistia.

Relação entre os pais de Marcos e história familiar até seu nascimento — Meire contou detalhadamente a história do relacionamento com Moacir. Começaram a namorar quando tinham quinze, dezesseis anos. Moacir foi seu primeiro namorado com quem manteve sua primeira relação sexual. O namoro durou cerca de oito anos e no ano de realização da pesquisa tinham 15 anos de casamento, totalizando uma relação de 23 anos que, conforme Meire e Moacir, sempre foi muito boa. Moacir era muito carinhoso com Meire, lhe mandava telemensagens, ligava para saber como ela estava. Meire definia Moacir como um "maridão", um "paizão", "tudo". Moacir e Meire procuravam resolver seus problemas através do diálogo e após quase dois anos de casamento Meire e Moacir decidiram ter sua primeira filha. Moacir soube da gravidez de Meire no mesmo dia em que recebeu um aviso prévio, ficando sem trabalho fixo durante um ano. Esse período foi, portanto, financeiramente difícil, já que Moacir vivia "fazendo bicos" para sustentar a família. Moacir ficava constrangido por não conseguir atender aos desejos de Meire e ter que levar uma vida bastante regrada. Apesar dessa dificuldade financeira, Meire teve uma gravidez tranqüila sem qualquer problema de saúde. O parto de Mariana foi muito difícil, pois, apesar de não haver complicações, Meire sentiu muitas dores, teve um trabalho de parto muito demorado e ficou sem ninguém por perto durante essa internação. Mariana foi uma criança saudável e sua educação foi bastante tranqüila, era uma criança calma e obediente. Meire inclusive comentou que o único problema de Mariana era a timidez e a insegurança. O relacionamento de Mariana com os pais era bom, conversavam muito. Mariana não se lembrava de nenhum castigo ou de ter apanhado. Mariana disse que Meire lhe contou que ela era não era "levada" como Marcos, que era muito manhosa. Mariana fazia suas solicitações para Meire, já que Moacir era mais "duro". Meire inclusive se queixava dessa situação pedindo a Mariana para falar diretamente com Moacir. Meire acompanhava Mariana em boa parte das suas atividades de lazer e disse gostar de sair e estar junto com os filhos. Moacir conversava com Mariana sobre tudo, orientando a filha sobre a "realidade". Moacir considerava importante os filhos aprenderem a esperar e valorizar as coisas, alertando Mariana para fazer as coisas quando pudesse e não quando quisesse, para não agir pela emoção do momento, porque depois pode não conseguir consertar um erro. Moacir desejava que os filhos aprendessem a se comportar conforme a condição econômica deles e que se "Deus" não interviesse eles teriam as mesmas ou piores condições econômicas, tendo que aprender a conviver com isso. Meire não pensava do mesmo modo, mas achava melhor ensinar assim, pois se as condições mudassem era "lucro", e ainda assim os filhos saberiam valorizar as coisas. Moacir refletia sobre as dificuldades de ascensão social para os filhos de famílias das classes mais baixas e alertava a filha para a importância dos estudos como condição para seguir uma carreira, ter uma profissão. Alertava ainda para a dificuldade de conciliar esse objetivo com a situação de ser "dona de casa", por isso reforçava a importância de colocar os estudos na frente dos interesses amorosos, pois era muito difícil depois de casada conseguir estudar, trabalhar e cuidar da família.

Moacir tinha consciência de que sua postura podia denunciar uma visão pessimista do futuro, mas ainda assim a considerava correta. Para Moacir, se Mariana conseguisse seguir metade de suas orientações ele já ficaria satisfeito, pois seu objetivo era conversar e orientar para o enfrentamento da vida. Depois de várias solicitações de Mariana por um irmão, Moacir e Meire decidiram ter outro filho. Moacir inclusive considerava que Marcos deveria ter vindo antes, mas respeitava a decisão de Meire.

Gestação e nascimento — A gravidez de Marcos foi planejada, assim como a de Mariana. Meire só resolveu engravidar depois que a filha já estava com nove anos de idade. Esse grande intervalo ocorreu pelas lembranças de Meire referentes ao primeiro parto. O relacionamento entre Meire e Moacir continuou bom durante a gestação. Para o casal não interessava o sexo do bebê, o importante era nascer com saúde. Durante a gravidez, Moacir teve somente as inquietações da maioria dos pais: situação financeira da família e do país e condições de vida na sociedade atual. Moacir estava empregado durante a gravidez e a situação financeira da família estava estável. Apesar disto, Meire, devido às complicações decorrentes de um quadro clínico de depressão diagnosticado e para o qual usava medicamentos há sete anos, se manteve preocupada durante a gestação, pois não conseguiu parar de usar os remédios para insônia e ansiedade (lexotan e fluoxetina), e tinha medo de que eles interferissem na saúde do filho. Apesar de continuar o uso desses medicamentos, Meire não teve acompanhamento psiquiátrico durante a gravidez, sendo medicada pelo ginecologista e pela endocrinologista, que foi quem lhe receitou a fluoxetina, pois Meire teve diagnosticado um problema na tireóide (hipotireoidismo) que aumentava sua ansiedade. Moacir, ao comparar as duas gestações, afirmou: "em termos psicológicos para ela (Meire) foi mais difícil (a gestação de Marcos)". Por essa razão ele também ficou mais preocupado durante essa gestação, embora não demonstrasse para a esposa. Quando Marcos fica nervoso, "tem crises de nervosismo", e Meire precisa bater nele, se sente culpada e pensa que isso pode ser um efeito do uso dos medicamentos na gravidez. Moacir lhe alertava para não pensar assim. Meire e Moacir moravam muito próximos dos parentes em um ambiente meio tumultuado devido ao envolvimento com os problemas dos outros familiares, mas, apesar desses aspectos, a gravidez de Marcos transcorreu sem maiores problemas. O pré-natal de Marcos foi realizado com um médico que atendia pelo plano de saúde da família. Durante a gravidez, Meire passou por alguns momentos de medo provocado por raios e trovões e ela atribui a essas experiências o fato de Marcos ser muito medroso. O parto de Marcos foi tranqüilo, entretanto Meire sentiu-se deprimida e teve vontade de sair imediatamente do hospital. Meire chorou muito durante a internação para o parto de Marcos, pois não gostava de ficar em hospital, Moacir não podia acompanhá-la e estava longe de Mariana. Essa distância da outra filha, de quem era muito próxima, a deixou ainda mais ansiosa para voltar para casa. Mas, felizmente, devido aos esforços do marido e da enfermeira, conseguiu ficar no hospital as duas noites necessárias até ser liberada pelos médicos. Moacir acompanhou Meire até a maternidade e ficou numa praça próxima de plantão até o nascimento de Marcos, quando então com muito esforço conseguiu estar com a esposa e ver o filho. Moacir precisou ficar em casa depois do nascimento para fazer o acabamento do quarto onde Marcos dormiria e atendeu aos vários telefonemas da esposa pedindo para sair do hospital. O parto de Marcos foi normal. Ele nasceu a termo no dia 27 de novembro de 1999, pesando 3 quilos e 350 gramas e medindo 50 centímetros. O nome de Marcos foi escolhido por Moacir no início da gravidez. Assim como na gestação da primeira filha, Moacir e Meire combinaram que se fosse menina a esposa escolheria e que se fosse menino o marido escolheria. O primeiro nome do qual Moacir se lembrou foi Marcos, nome de seu avô paterno. A partir de então os parentes começaram a chamá-lo por esse nome.

Primeiros anos de vida — Conforme pedido pela pesquisadora, Meire trouxe para a segunda entrevista documentos de acompanhamento de sua saúde e de Marcos durante a gravidez e três álbuns de fotografia, onde tinham fotos dela grávida, dos chás de bebês que teve, dos meses iniciais de Marcos, de sua apresentação na igreja evangélica e do seu primeiro aniversário. No retorno para casa, Meire sentiu-se deprimida, acha que teve uma depressão pós-parto, chorou bastante e se sentia insegura, incapaz de cuidar de Marcos. Preocupava-se em ficar em casa sozinha com os dois filhos durante à noite, já que o marido trabalhava nesse tur-

AGRESSIVIDADE NA PRIMEIRA INFÂNCIA

no, e ficava ansiosa com a possibilidade de chover e não mais poder ir até a casa de Marília devido ao fato de Marcos ser muito novinho. Com o tempo e a constante presença, ajuda e cuidado do marido conseguiu se tranqüilizar e cuidar de Marcos. Recebeu ajuda somente da cunhada que deu banho em Marcos até o umbigo cair e que depois assumiu juntamente com o marido os cuidados do bebê. Moacir trocava fraldas, dava banho, além de ajudar nas tarefas domésticas. Meire amamentou Marcos somente por dois meses porque teve alguns problemas de saúde (diarréia e anemia) ficando internada por alguns dias e, conforme orientação médica, não tinha condições de continuar a amamentar Marcos, devendo lhe dar mamadeira e complementar com o leite materno, mas Marcos depois de pegar a mamadeira não aceitou mais o peito. Marcos foi uma criança tranqüila, teve algumas cólicas, dor de ouvido, mas não dava muito trabalho. Marcos, assim como Mariana, dormia pouco durante a noite e muito durante o dia. Marcos tinha boa saúde e não teve nenhuma doença mais grave, que exigisse internação. Apresentou somente alergia e bronquite. Marcos e Mariana só dormiam com a luz acesa, hábito esse colocado por Meire. Marcos começou a andar por volta de um ano e demorou a falar. Meire inclusive ficou preocupada e levou Marcos ao médico por causa disso. Marcos no início da pesquisa ainda usava bico e mamadeira. Meire contou que Marcos não estava comendo bem a comida salgada, que gostava mais de "besteiras", salgadinhos e biscoitos recheados. Quando perguntada sobre o início da alimentação sólida de Marcos, comentou que não fazia comida separada para os filhos e que assim que eles faziam três meses e demonstravam interesse pela comida, ela oferecia a mesma comida que preparava para os adultos. Marcos acordava durante a noite e Meire tinha que ir buscá-lo para dormir na cama dos pais. Meire relatou no primeiro contato com a pesquisadora que eles hospedaram em casa, até cerca de um mês antes do início da pesquisa, sua mãe doente, acamada e que os cuidados com ela lhe deixavam muito cansada e que ela acha que foi meio desatenta com o menino durante esse período e que talvez por isso tenha deixado de ser firme com Marcos, não conseguindo se impor como autoridade. Ao falar desses cuidados, fala também do tanto que eles lhes custaram fisicamente e que tem um cansaço acumulado desses anos. Relaciona isso à falta de paciência para resistir aos choros e às manhas do filho. Relata também as tentativas que fizeram para que Marcos largasse o bico. Uma vez conseguiram tirar o bico de Marcos por três noites, mas devido aos choros do filho, Moacir lhe devolveu o bico no quarto dia. Nessa ocasião Moacir trabalhava à noite e quando estava em casa precisava dormir, sendo essa a razão de ceder aos apelos do filho. Em outra ocasião, próxima do aniversário de seu segundo ano e do Natal, Marcos demonstrou um grande interesse por um skate e Moacir lhe levou a uma loja para que ele entregasse o bico à vendedora e que pegasse o skate. Com o passar dos dias, o skate ficou encostado e Marcos voltou a chupar o bico, devolvido a Moacir pela vendedora. Marcos trocou o bico por uma carreta depois do primeiro contato da pesquisadora com os pais e já estava conseguindo dormir sem ele. Entretanto, a retirada do bico retardou um pouco seu horário de dormir, que quando passou a freqüentar a creche tinha se estabilizado por volta das vinte horas. Meire comentou também que Marcos passou a dormir melhor depois que passou a freqüentar a creche, acordando somente uma vez durante a noite. Marcos, quando estava na casa de desconhecidos, era quietinho, mas na casa dos parentes também dava trabalho. Marcos gostava muito de duas primas coetâneas e ficava muito contente quando elas o visitavam. Apesar de não ter muitos meninos da idade de Marcos na rua onde moravam, Meire lhe deixava brincar na rua e receber em casa um dos vizinhos. Conforme Mariana, Marcos era muito apegado a suas coisas não gostando de dar ou emprestar seus brinquedos, mas com a entrada na creche estava melhorando. Em casa, Marcos gostava de brincar com peças de encaixar e na rua com bola. Marcos também gostava de desenhar pedindo a Mariana e a outras pessoas para fazerem modelos de desenho para ele copiar. Marcos parou de usar fraldas durante o dia um pouco antes de entrar na creche e alguns meses depois também deixou de usar durante a noite. O controle das fezes ocorreu mais cedo, entre um ano e meio e dois anos. Marcos não gostava de barulho e se assustava quando via as pessoas gritando. Mesmo assim, Marcos gostava muito de bateria e Moacir até improvisou uma bateria com vasilhas de plástico e um tamborzinho que Marcos ganhou de presente.

Relação com a mãe — Durante a pesquisa Marcos estava muito agressivo com Meire em casa, chegando a deixar um hematoma em sua perna em conseqüência de um chute. Marcos desobedecia bastante, dificultava as tarefas da mãe em casa por ficar muito próximo a ela e sentia ciúmes da relação entre a mãe e o pai. Marcos fazia de tudo para chamar a atenção de Meire, modificava bastante seu comportamento quando estava próximo à mãe. Na presença de Moacir e da Mariana, obedecia e brincava sozinho. Marcos, conforme declaração de Mariana, alternava muito o humor e nos dias de "chatura" não deixava Meire fazer quase nada, solicitando sua atenção o tempo todo, pedindo para ela fazer as coisas por e para ele. Nesses momentos de "nervosismo", por qualquer coisa Marcos chorava e fica chorando por muito tempo. Meire afirmou não ter determinação, firmeza, para corrigir Marcos. Várias vezes sorria durante uma repreensão e que mesmo diante de seu chinelo Marcos não demonstrava medo. Na maioria das situações de desobediência Marcos era corrigido com repreensões, ficando de castigo esporadicamente em um banco no seu quarto. Nessas ocasiões, mesmo sofrendo por ver o filho chorar, Meire não o retirava e mantinha sua palavra. Ela e Moacir respeitavam a atitude um do outro e não retiravam Marcos do castigo. Meire ficava muito triste quando precisava colocar Marcos de castigo ou bater nele, pelo fato de ter apanhado muito e ter vivenciado a experiência ruim de sentir dor sem poder fazer nada, se mexer. Quando solicitada a comparar a educação dada aos dois filhos, Meire comenta que com a primeira filha foi bem mais fácil e que não enfrentou esse tipo de problema, que menino é mais difícil de educar do que menina. No final da primeira entrevista, Meire contou que na noite anterior Marcos tinha ameaçado mordê-la e ela ameaçou bater nele (levantando a mão). Ainda assim Marcos continuou mostrando os dentes próximos à sua mão. Meire ficou intrigada com o fato de Marcos se comportar de modo muito diferente em casa e na creche e, depois do início da pesquisa e de conversas com o marido, sentiu necessidade de modificar seu comportamento para conseguir que Marcos a obedecesse mais. Marcos, apesar desses rompantes de agressividade, era muito carinhoso com Meire, preocupava-se quando via a mãe chorando e procurava consolá-la com beijos. Meire não tinha muita paciência com

Marcos, sendo constantemente provocada por ele. Meire batia em Marcos de chinelo e com as mãos e quando isso não resolvia o colocava de castigo, às vezes isso funcionava, em outras não. Durante a correção, Marcos dizia que ia fazer de novo. Meire batia conforme seu estado emocional, se estava ou não com paciência, não tendo muito critério. Batendo em horas indevidas e deixando de bater em momentos que exigiam mais firmeza. Moacir contou que Marcos chamava muito Meire, solicitando sua atenção o tempo todo, disse que "parece que ele gosta de fazer raiva nela, comigo é diferente". Moacir afirmou que a esposa: "tem o defeito que a maioria das mães parece ter, de gritar muito e não agir". De falar para a criança que vai contar para o pai e ela mesma (mãe) não agir. Ressaltou ainda a ineficácia dessa atitude porque a correção deve ser feita na hora. Afirmou que Meire gritava muito com Marcos, que era muito agitada e que conversava com ele afirmando ter medo de bater em Marcos e o machucar e que ele lhe dizia que correção de mãe não machuca filho, citando inclusive um dito popular: "pisada de galinha não mata pinto".

Relação com o pai — A relação de Moacir com Marcos era boa, eles eram muito próximos. Moacir era um pai muito participativo e sempre ajudou Meire em todos os cuidados com os filhos. No primeiro contato com a pesquisadora, Meire relatou que Marcos enfrentava Moacir, o desafiando. Numa noite Marcos se pendurou no pescoço do Moacir que lhe pediu para que o deixasse dormir e como não foi atendido chegou a dar um tapa em Marcos. Apesar de, às vezes, Marcos desobedecer a Moacir, ele tem mais autoridade com o filho e quando precisa bate em Marcos para que ele atenda a suas ordens. Durante a pesquisa Mariana contou que Marcos respeitava Moacir e costumava lhe obedecer já no primeiro comando, entretanto afirmou que estava com uma mania de mostrar o dedo para Moacir e também de bater e xingá-lo. Disse que o pai batia e que Marcos dizia que ia fazer de novo, mas quando Moacir lhe intimidava dizendo para fazer, ele tinha medo e não repetia. Moacir batia em Marcos com a mão e com o chinelo. Tinha também uma vara, mas era usada somente para ameaçar Marcos. Quando Marcos ficava somente com Moacir, brincava sozinho e só lhe solicitava de vez em quando. Moacir afirmou que a educação de Marcos estava lhe exigindo mais do que a da filha e que achava que a diferença de comportamento estava ligada ao sexo. Meire reclamava quando Moacir batia em Marcos, dizendo que ele passava pouco tempo com ele e que logo se estressava. Entretanto, Moacir reiterava sua posição dizendo a Meire da necessidade de corrigir Marcos estando ele ou não em casa. Além disso, jamais machucou o filho, lhe dando somente alguns tapas ou chineladas. Moacir, de vez em quando, colocava Marcos de castigo em um banco, na cozinha. Relatou episódios de Marcos morder e dar tapas no rosto de Mariana e suas repreensões a isso. Relatou conversas que teve com Marcos sobre essas situações, mostrando que usava também de conversa, argumentação, para educar o filho.

Relação com a irmã — Mariana não se lembrava de como foi a chegada de Marcos em casa, mas afirmou ter gostado bastante de ganhar um irmão e que ele veio depois de vários pedidos aos pais. Mariana era muito interessada no irmão quando bebê e queria sempre carregá-lo. Mariana ajudou Meire no que podia quando Marcos era um bebê. Mariana brincava com Marcos, mas também brigava muito com ele. Apesar da grande diferença de idade, dez anos, Marcos agredia Mariana, não demonstrando respeito pela irmã. Conforme Mariana: "na mesma hora em que tá brincando, tá batendo na gente". Quando Marcos era mais novinho se relacionava melhor com Mariana, brincando mais com ela. Entretanto, devido a essas atitudes agressivas Mariana se mantinha mais distante. Marcos atrapalhava Mariana a ver televisão e numa dessas situações chegou a lhe dar uma mordida nas costas. Mariana lhe pediu para esperar terminar um programa e Marcos não lhe atendeu, passando a mexer nos canais da televisão pedindo a Mariana para voltar para o canal anterior onde iria passar o desenho do Scooby Doo. Mariana tentou lhe explicar que o desenho só começaria quando o programa terminasse, mas Marcos não lhe atendeu. Por essa razão Mariana lhe deu um tapa e Marcos revidou com essa mordida. Meire chamou a atenção dele dizendo que não poderia fazer aquilo com a Mariana. Meire afirmou que Marcos mudava o canal só para chatear Mariana, já que não ficava para assistir à televisão e que ela e Moacir interferiam para defender Mariana. Mariana cobrava de Meire maior autoridade com Marcos. Durante as situações de conflito, Mariana preferia chamar o pai, pois Marcos logo o atendia. Marcos adorava mexer nos materiais escolares de Mariana, preferencialmente quando a irmã estava fazendo as lições da escola. Nessas ocasiões, Marcos lhe pedia sempre para escrever para ele. Mariana disse que gostaria que Marcos mudasse um pouco esse jeito de ser agressivo e que achava que isso era uma característica de Marcos e não falta de correção dos pais, que eram muito presentes.

Informações complementares — Meire freqüenta a igreja evangélica, mas disse que ainda não era evangélica porque não consegue seguir todas as prescrições da igreja, mas que estava se preparando. Marcos freqüentava essa igreja com ela e também a igreja católica com o pai. Essa dupla ligação resultou em dois rituais de iniciação religiosa: o batizado na igreja católica e a apresentação na igreja evangélica. Meire achou lindo quando Marcos chegou em casa rezando duas orações da igreja católica (pai-nosso e ave-maria) completas.

Capítulo V

Análise das relações entre a dinâmica de funcionamento das famílias e o comportamento de André e de Marcos na creche

Neste capítulo apresentamos análises feitas a partir dos postulados de explicação densa (Watson-Gegeo, 1992). Para tanto, procuramos integrar as influências micro e macrocontextuais presentes no comportamento agressivo das crianças que foram objeto de investigação. A partir dessa técnica discutimos as influências do contexto horizontal, identificado por meio das análises dos comportamentos, interações e situações, como eles se desenrolam no tempo, juntamente com as circunstâncias imediatas que os afetam, refletindo sobre o modo de agir de André e Marcos na creche e nas interações com a pesquisadora e com suas mães. Discutimos, também, as influências do contexto vertical, a partir das análises sobre as instituições, famílias e creche, e de suas relações com a cultura ampla, com a sociedade.

A consideração de todos esses aspectos como fator importante no entendimento da agressividade está ancorada numa visão de desenvolvimento que preconiza uma relação bidirecional entre as pessoas e a cultura já estabelecida. Valsiner (1994; 1997) explicita esse posicionamento ao defender uma postura ativa do indivíduo perante as influências sociais. Os pressupostos apontados por Sirota (2001) e Montandon (2001) para a instauração da sociologia da infância também reforçam esse entendimento ao reivindicar a necessidade de compreender o que a criança faz de si e não somente o que os adultos e as instituições fazem dela. Além disso, a consideração desses dois níveis de influência contextual possibilita a análise dos três tipos de fatores relevantes ao entendimento de qualquer comportamento agressivo indicados por Megargee e Hokanson (1976), pois permite tanto investigar as motivações e limitações impostas pelas próprias crianças, como os fatores situacionais que concorrem para que possam ou não se manifestar de forma agressiva.

Esses diferentes olhares sobre o fenômeno investigado tornam o trabalho bastante desafiador. A escolha por um delineamento de pesquisa que conjugue o estudo de diferentes aspectos do objeto investigado traz limitações importantes, pois para privilegiar o conjunto das informações o pesquisador dificilmente consegue realizar um estudo aprofundado que contemple detalhadamente as influências de cada aspecto. Essa limitação é apresentada por Ginzburg (1989) como inerente às investigações da complexidade dos fenômenos humanos que impossibilita os pesquisadores interessados por eles de trabalhar em função da quantificação e os impele a considerar a dimensão qualitativa, individual. Para esse autor, o pesquisador deve buscar o entendimento dos fenômenos a partir dos indícios, dos sinais, aparentemente superficiais, que ajudam a compreendê-lo.

Desse modo, o estudo não pretende de nenhuma maneira responder à complexidade das questões que se colocam diante do entendimento do comportamento agressivo, mas apresentar uma análise que procura costurar vários indícios presentes nas situações de manifestação da agressividade que possam ensejar novas formas de compreensão desse fenômeno. Reforça-se, também, o entendimento do trabalho científico como passível de críticas e reformulações.

As idéias aqui apresentadas procurarão, ao integrar as informações sobre André e Marcos com as informações sobre suas famílias e a creche, estabelecer comparações entre essas famílias que possam nos ajudar a compreender por que André e Marcos demonstram sua agressividade de modo diferente na creche, assim como sinalizar elementos presentes no modo de organização e funcionamento da creche que influenciem as relações de André e Marcos com esse ambiente.

Para tanto, articularemos o referencial teórico às informações obtidas na pesquisa empírica para refletir sobre os seguintes tópicos:

a) O Comportamento Agressivo de André: reflexões a partir de sua história de vida e de suas relações no ambiente familiar e na creche.

b) O Comportamento Não Agressivo de Marcos: reflexões a partir de sua história de vida e de suas relações no ambiente familiar e na creche.

c) Semelhanças e Diferenças entre as Famílias de André e Marcos.

1. O comportamento agressivo de André: reflexões a partir de sua história de vida e de suas relações no ambiente familiar e na creche

O conceito de desenvolvimento adotado neste estudo impõe a necessidade de reconhecer as necessidades específicas de cada criança, bem como o modo como seu comportamento expressa tanto as aprendizagens obtidas a partir da interação com a ambiente físico e social, bem como seu modo pessoal de interpretação das mensagens e comportamentos que lhe estão sendo transmitidos. Nesse sentido, consideramos a posição de Winnicott (1994) sobre a agressividade como um reforço a esse entendimento do processo de desenvolvimento. Pois tanto a agressividade espontânea quanto a utilizada com fins destrutivos têm como motivo subsidiar as relações da criança com o meio para adquirir novos conhecimentos ou provocar mudanças que lhe tragam maior satisfação pessoal.

Winnicott (1994) inclusive vai desmistificar a idéia da criança "normal" como aquela criança obediente e quieta, afirmando que as crianças saudáveis são justamente aquelas que testam e põem à prova toda a paciência e limites dos pais. Quando encontram um ambiente "firmemente tranqüilizador" que proporcione um sentimento de confiança e segurança como postulado por Erikson (1971) e reforçado por Giddens (2002), sentem-se tranqüilas e podem ter liberdade para brincar. Entretanto, quando o ambiente familiar não suporta esses testes e as crianças não se sentem amadas e aceitas, podem passar a agir de modo agressivo para conseguir alguma forma de atenção e controle dos outros adultos.

A história familiar de André apresentou configurações indicativas de falhas no suporte ao início de sua formação identitária. A mãe de André, apesar de ter ficado próxima fisicamente de André nos anos iniciais, esteve também absorvida pelos cuidados com os outros filhos e por dificuldades no relacionamento com o marido. O pai de André parece não conseguir estabelecer os limites necessários à ação do filho, podendo inclusive fazer com que André se sinta amado, mas não conseguindo assumir um papel de referência para o filho.

Pensando nos estágios de desenvolvimento da linguagem e do pensamento propostos por Vygotsky (Oliveira, 1993 e Palangana, 1994), os modos de ação de André evidenciaram que em termos cognitivos ele se encontrava no segundo estágio ou "das experiências psicológicas ingênuas", pois conseguia formular frases corretamente e interagia com seu próprio corpo, com objetos e pessoas a sua volta, demonstrando utilizar a inteligência prática.

Considerando os estágios de desenvolvimento propostos por Wallon (1975), André deveria ser capaz de andar, manipular objetos, se comunicar verbalmente (conquistas dos estágios impulsivo-emocional e sensório-motor projetivo) e direcionar movimentos à construção da consciência de si mediante as interações sociais, principal característica do estágio denominado personalismo. Este estágio se inicia aos três anos e dura até o sexto ano de vida da criança. Pensando desse modo, André, não necessariamente, teria de já demonstrar maior interesse pelas pessoas do que pelos objetos, visto que estava no seu terceiro ano de vida. Essa constatação reforça a importância da história de vida pregressa, porque André era menos habilidoso socialmente do que as crianças que já estavam na creche há mais tempo, sendo por essa razão visto de modo diferente. Entretanto, mesmo se os estágios estivessem fixamente ancorados na idade cronológica, esse comportamento ainda não devia ser cobrado de André. O modo como André explorava os objetos e a curiosidade diante de situações novas indicavam um desenvolvimento cognitivo adequado, entretanto sua inabilidade social parecia comprometer essas qualidades, pois as educadoras não fizeram qualquer referência a essas capacidades de André, ao contrário, reforçaram o fato de André não conseguir dominar os conhecimentos "escolares" de reconhecimento de cores e de letras.

Pensando no papel das instituições de educação infantil, consideramos importante que os conhecimentos da psicologia do desenvolvimento sejam difundidos, pois as críticas direcionadas ao "etapismo" e a universalidade das fases/etapas devem ser dirigidas ao uso das teorias e não ao seu conteúdo.[1] No caso de André, ficou explícita a falta de conhecimento das professoras quanto aos comportamentos a serem esperados de seus alunos, ou seja, quais atividades conseguiam realizar sozinhos e aquelas que deveriam ser desenvolvidas com o auxílio delas e dos pares. As interações sociais, extremamente importantes, especificamente a partir da faixa etária das crianças da Turma 2, não foram estimuladas pelas professoras, durante nossas observações, em nenhuma das atividades desenvolvidas com as crianças. Não presenciamos atividades em grupo. As crianças, apesar de sentarem próximas umas das outras, eram solicitadas a realizar sozinhas suas tarefas.

A conciliação das idéias de Winnicott com os estágios de desenvolvimento propostos por Erikson (1971) nos permite tecer outras análises quanto aos modos de ação de André. As dificuldades experienciadas por André para controlar os esfíncteres podem sinalizar uma falha ambiental em estimulá-lo na busca da autonomia, além de poder denunciar uma fragilidade de desenvolvimento no estágio anterior de confiança básica *versus* desconfiança, pois Erikson (1971) organizou sua teoria a partir do princípio epigenético, ou seja, a progressão no desenvolvimento ocorre a partir de um sistema básico, em que todos os aspectos da personalidade dependem do desenvolvimento adequado na seqüência apropriada e cada um existe de alguma forma, antes de alcançar seu momento crítico. Retomando Winnicott, André pode não ter obtido de seu ambiente fami-

---

1. Para conhecimento das críticas à psicologia do desenvolvimento, consultar Gouvêa (2002, p. 13-29) e Jobim e Souza (1996).

liar uma resposta satisfatória a suas tentativas de desestruturá-lo. Apesar de os familiares não relatarem carência material, é importante perceber que além das necessidades fisiológicas de alimentação e higiene, o ambiente familiar deve prover relações de qualidade, estando os cuidadores afetivamente envolvidos com as tarefas de cuidado. Outros aspectos do comportamento de André evidenciados nos relatos das educadoras e dos familiares merecem ser analisados e relacionados a seu comportamento agressivo.

As educadoras, ao falarem de André, evidenciaram um entendimento de que o seu comportamento de inquietação era um problema exclusivo dele. Izabel deixa claro esse entendimento ao comentar sobre o primeiro contato com André. Num primeiro momento ela hesitou, mas depois afirmou ter sido difícil. Para ela, o problema estava em André: "cheio de vontade, esperto e muito agitado". As educadoras afirmaram também que eram afetadas por esse comportamento agitado da criança: ficavam incomodadas, impacientes. Izabel nos dá uma imagem visual da agitação: "corre pra qui, pra li". Em função dessa inquietação, as educadoras relatam sentimentos ambíguos: desassossego e medo de que André se machuque.

Os relatos sobre André na creche chamam a atenção para dois tipos de comportamento: agitação e "não saber pedir para ir ao banheiro".

A agitação está ligada à motilidade de que fala Winnicott. Uma primeira forma de agressividade está relacionada a essas ações de exploração dos objetos e do mundo, exploração essa que responde à necessidade da criança de se movimentar, de testar seus próprios movimentos e com essa ação iniciar uma constituição do "sentido de eu". Ao articular movimentos bruscos como o bater com as mãos e com os pés contra algum objeto, a criança está exercitando essa separação entre ela e o mundo, tentando reconhecer o que é próprio e o que é externo. Wallon (1971, 1975), ao caracterizar os primeiros estágios de desenvolvimento, vai destacar a função da emoção e do movimento corporal como promotores da constituição do "eu".

O "não saber pedir para ir ao banheiro" está ligado a vários aspectos: a) fisiológicos — ligados ao fortalecimento da musculatura e a internalização de comportamentos "tidos como desejáveis": aprender a reter necessidades fisiológicas. Condicionar o funcionamento do organismo a horários determinados. Identificar que não é desejável urinar e defecar nas roupas. No longo aprendizado do processo civilizatório, como nos indicou Norbert Elias (1990), "ir ao banheiro" não é um hábito de todo sempre, mas é historicamente datado; b) face psicofisiológica do urinar, defecar, do aprender a reter essas funções. Essa é uma das funções da educação infantil: o cuidar pressupõe não só evitar que as crianças não se machuquem, mas que aprendam a ter o controle do corpo, como também compreendam essas funções fisiológicas e seus significados sociais e culturais. Como na sociedade em que André vive o banheiro é o lugar que culturalmente é definido para aliviar necessidades fisiológicas, é importante para a educação infantil tanto se preocupar com as adaptações físicas que esse espaço deve sofrer para atender adequadamente às crianças, como com a forma de acesso das crianças a esse espaço, e se o aprendizado está condicionado a outras exigências, como a capacidade verbal de solicitar ou se a criança pode escolher o modo como acessar o banheiro, indo sozinha ou solicitando ajuda.

Pedir para ir ao banheiro e ir por conta própria. A pesquisadora lançou a questão do tempo que a creche levou para condicionar André a "pedir" para ir ao banheiro durante a entrevista com Izabel. A resposta não indicou com clareza o tempo, a educadora disse somente que "foi difícil", e curiosamente crê que foi "graças a Deus". Ou seja, a instituição de educação infantil não considera que todas essas situações relativas ao controle das necessidades fisiológicas e suas satisfação fazem parte de um aprendizado, e, como tal, precisa ser acompanhado com eficiência, com um certo conhecimento de todas as condições que são necessárias para que tal aprendizado dê certo. Marcel Mauss (1974) descreve em "As técnicas corporais" que todas as culturas desenvolvem habilidades que ajudam as crianças no aprendizado: andar, sentar etc. Isto é um universal cultural, o que se diferencia é a forma cultural escolhida para satisfazer esta ou aquela necessidade corporal: banheiro, vegetação etc. Elias (1990) defende a idéia de que o processo civilizatório teve sucesso, em parte, porque ele desenvolve no aprendiz o sentimento de vergonha. Defecar e urinar na roupa são comportamentos vergonhosos. Como são funções que não têm condições de não serem vistas, a coação sobre elas é pública.

Baseado em Erikson, Antony Giddens (1989) oferece um quadro bastante interessante para analisar esse processo de maturação fisiológica que leva ao controle dos esfíncteres.

Segundo esse quadro, podemos dizer que no aprendizado infantil do referido processo a criança é submetida à polaridade "agarrar" e "soltar". Quando agarrar, quando soltar? Eis a questão. Cada um dos pólos representa situações ambíguas. Reter "a urina e as fezes" pode "representar uma "auto-absorção anal" ou, em vez disso, ser um padrão do cuidado expressando autonomia.

Gabriela, ao falar desse aspecto, oferece o seguinte relato: "... ele nunca fez cocô não, mas xixi ele já chegou a fazer muitas vezes. Acho que ele não pedia, então ele ia segurando, segurando, segurando até fazer na roupa". A descrição da educadora indica que, para ele, o reter a urina ou as fezes era uma "auto-absorção anal", ou seja, não era uma atitude consciente com finalidade explícita (esperar para ir ao banheiro). A dificuldade no controle de esfíncteres criou problemas no relacionamento de André fora do ambiente familiar.

A mãe relata que foi chamada à primeira creche que André freqüentava e lá reclamaram de seu isolamento social. André não conseguia brincar com as outras crianças e não controlava os esfíncteres. Nesse período apareceram as primeiras reclamações quanto à agressividade de André. A mãe não conseguia explicar o motivo da agressão, mas observou que André chegava em casa com "marcas de beliscões".

Em contraponto à visão das creches em relação ao comportamento de André, a mãe relata que ele, em casa, já ia ao banheiro sozinho e pedia sua ajuda somente no momento da higiene. Nesse caso, fica claro que André retinha sua urina e sabia que devia ir ao banheiro, para soltá-la, pedia ajuda de um adulto só para se limpar, ou seja, o reter aqui se aproxima mais de um "padrão de cuidado expressando autonomia".

Essa contraposição, em casa, autonomia, na creche, absorção cruel, precisaria ser decifrada, até porque a "agressividade" detectada em André apareceu na creche. No lar, disseram a mãe e a tia, André chegava até a questionar e contestar as ordens dos pais, mas jamais agrediu fisicamente algum adulto.

Passando para o pólo oposto: o "soltar", há também, segundo Giddens, dupla representação: "pode ser expressão de impulsos agressivos" ou "uma atitude mais descontraída de deixar passar, deixar acontecer" (Giddens, 1989, p. 44). Lembramos que a relação entre o controle dos esfíncteres e a agressividade aparece também na teoria de Winnicott (1994, p. 94): "Muita coisa é dramatizada e resolvida (falsamente) através dos cuidados em torno da eliminação de elementos físicos provenientes do corpo". Para ele, essas atividades representam formas seguras de eliminar a maldade.

Em todo caso, o relato das educadoras não aponta relação entre os impulsos agressivos de André e o modo como lida com o controle da urina e das fezes, identificado como falta de autonomia. Apenas nos chama atenção o fato de as educadoras não se interrogarem porque, em casa, André conseguia ir ao banheiro e, na creche, ele não fazia isto. A nosso ver, pelo menos em parte, os constantes episódios de André urinar na roupa estavam relacionados ao modo como se devia pedir para ir ao banheiro. Mesmo sendo esse espaço adaptado fisicamente para as crianças (com vasos e pias de tamanho reduzido) e localizado próximo às salas de aula, não se incentivava a iniciativa e a autonomia das crianças, que precisavam solicitar à professora ou à auxiliar sua ida ao banheiro.

Ainda que esta metáfora do "reter e soltar" possa indicar pistas para compreender o comportamento agressivo de André, ela, em si, não é suficiente, pois, como nos mostra Giddens (1989), ela teria de ser confrontada com a "psicodinâmica da vergonha". Lembra o autor que "muitos psicanalistas, seguindo as sugestões de Freud, trataram a vergonha como especificamente ligada ao medo de exposição genital" (Giddens, 1989, p. 44).

Nos relatos das educadoras e dos familiares de André, não há nenhum indício de que André tenha experimentado o referido sentimento. Entretanto, chama-nos atenção o fato de que, em casa, ele rejeitava o contato físico: "era muito arredio, só se soltou um pouco mais quando entrou para a creche". A tia disse que depois disso conseguiu dar-lhe e receber um beijo, algo até então inédito.

Já na creche, as educadoras, ao falarem dos hábitos de André, no dia-a-dia, narram, de forma significativa, o jeito dele em não conseguir pedir para ir ao banheiro. Citamos como exemplo o seguinte trecho da entrevista com Gabriela:

> "Agora assim, para ir ao banheiro, esses negócios, eu tinha que adivinhar quando ele queria ir porque ele não abria a boca. Ainda até hoje é assim e quando ele abria também, às vezes eu falava 'O que você quer André?', às vezes eu sabia que ele queria ir ao banheiro aí eu falava 'O que você quer André?'. Aí ele falava tão baixo, e eu 'O que que você quer André? Fala alto eu não estou escutando', entendeu. Só para ver se ele falava, se eu ouvia a voz dele, entendeu. Porque ele não abria a boca mesmo para pedir, eu tinha de ficar adivinhando que ele queria ir ao banheiro."

Embora a função de cuidar da creche não seja questionada, é importante ressaltar, a partir da narrativa acima, como o educar é fundamental nesse processo. A resposta anterior foi dada em réplica à questão feita pela pesquisadora no sentido de esclarecer, com essa educadora, como era "essas coisas de ir ao banheiro, fazer xixi, fazer cocô, comer" com André, como ele se comportava.

Como se pode ver a narrativa é muito interessante, considerando-se que a educadora sabia que estava respondendo para uma psicóloga acerca do comportamento de uma criança, que era considerada agressiva. Inicialmente, em primeira pessoa, a professora declara que se preocupava tanto com André a ponto de tentar "adivinhar" o que ele queria. Acredita tanto nisso que, ainda em primeira pessoa, diz que "sabia" que ele queria ir ao banheiro. Mas mesmo assim não o encaminhava imediatamente ao banheiro. Em seu próprio dizer, ela o submetia a um interrogatório para que ele dissesse de sua própria boca o que queria fazer: "O que você quer André?". Veja-se que aqui André entra em sua narrativa como um sujeito com a capacidade de exprimir suas necessidades. Mesmo quando respondia, falava à professora em voz baixa. E ela queria que ele respondesse em voz alta, para que outras pessoas pudessem ouvi-lo.

AGRESSIVIDADE NA PRIMEIRA INFÂNCIA

Há uma diferença fundamental entre ir ao banheiro em casa, em seu espaço familiar, e na creche, em espaço socializado com outros. O uso do banheiro, acompanhado por alguém, pressupõe a "exposição genital". Por que em casa isso não era um problema e na creche se transformou? O sentimento de vergonha estaria presente?

De toda forma, essa resposta, no caso de André, é difícil de ser dada por dois motivos: primeiro porque, no relato da educadora, aparecem outras situações nas quais André não consegue falar também e são situações que não envolvem "exposição genital".

Ao serem interrogadas pelas pesquisadoras acerca do desempenho de André em atividade de socialização, como dançar, cantar, brincar, as educadoras afirmavam que André não participava: "ele não abre a boca", "não é criança de pedir", "não gosta dessas coisas de grupão" (atividades coletivas). Algumas educadoras chegam a afirmar que André era tímido.

A outra dificuldade para responder às questões sobre a vergonha advém do fato de que, segundo Giddens (1989), a interpretação freudiana não dá conta de toda a complexidade do referido sentimento. Para esse autor:

"(...) a vergonha penetra nas raízes da auto-estima e é evidente que está intimamente relacionada com a experiência de algo mais modulado de 'embaraço' e 'constrangimento'. Vergonha e constrangimento estão balizados psicologicamente na interseção de compromisso e descompromisso, o fracasso em 'realizar' certos aspectos do desempenho por ter sido 'apanhado' em 'descuido' ou negligência de várias maneiras". (Giddens, 1989, p. 44)

Ainda que não possamos avaliar se o fato de as educadoras obrigarem André a pedir em voz alta para ir ao banheiro tenha lhe causado constrangimento, a referida insistência relatada por Gabriela, se é que tem algum efeito pedagógico, precisa ser refletida no campo da educação infantil. Que sentido tem em expor uma criança a algo que ela claramente rejeita?

Erikson (1971), ao descrever a relevância do estágio que denominou de Autonomia x Vergonha e Dúvida, ressalta a importância de o ambiente oferecer um suporte gradual para as atividades das crianças de modo que consigam sentir-se satisfeitas em conseguir realizar sozinhas algumas tarefas, advertindo para o risco tanto de sufocar a criança com uma superproteção que lhe impeça de fazer suas tentativas, quanto para o risco de oferecer um suporte insuficiente que gere na criança um sentimento de incapacidade. Essas duas posturas podem gerar sentimentos de dúvida e vergonha prejudiciais no desenvolvimento da autonomia.

Essas reflexões reforçam ainda mais a necessidade de zelo por parte das educadoras no que se refere a suas atitudes frente às crianças. É importante que seus atos sejam pensados não somente em termos objetivos do que se pretende ensinar, mas também como a criança pode interpretar essas atitudes.

Há outros indícios que podem remeter a constrangimento na história de vida de André. Sua mãe é chamada à creche para ser informada de que o filho não controla os esfíncteres. É como se "ele estivesse fracassando" nesse aprendizado. Izabel diz isso de certa forma: "ele não pedia (para ir ao banheiro) (...) aí ensinava e no dia seguinte era a mesma coisa... foi um trabalho".

Realmente educar crianças pequenas para hábitos de cultura é obra para muito tempo, dá de fato muito trabalho, e exige trabalho especializado. Na ausência deste, os cuidadores crêem que podem mudar o comportamento, expondo a criança publicamente, revelando, para falar como Giddens (1989), um "descuido ou negligência".

Para Erikson, a vergonha na criança está relacionada à postura corporal e às regiões "frontal" e "posterior" do corpo. Para a criança, diz o autor, "atrás" significa "traseiro":

"O continente negro do pequeno ser, uma área do corpo que pode ser magicamente dominada e efetivamente invadida por aqueles que poderiam atacar-lhes o poder de autonomia". (Erikson, 1971, p. 233)

Evidentemente que a idéia de ataque na citação refere-se à metáfora da perda de autonomia. Expor publicamente uma criança ao afirmar que ela não consegue controlar seu esfíncter é atentar à sua autonomia. E quando ocorre essa vivência, nos diz Erikson:

> "... de um sentimento de perda do autocontrole e de supercontrole exterior resulta uma propensão duradoura para a dúvida e a vergonha". (Erikson, 1971, p. 234)

A agressividade pode perfeitamente funcionar como uma forma de compensar essa perda de autonomia e do sentimento de vergonha.

Antes de passarmos para a análise da agressividade observada no comportamento de André, vale analisar outros aspectos das narrativas que constroem a dita agressividade e nos dá pistas para compreendermos o fenômeno.

A relação de André com os afetos pode ter interferido e condicionado sua relação com o "comer". No período em que a pesquisa se realizou, André comia muito. Segundo a tia, era desesperado por comida, queria comer tudo o que via, era muito guloso. Nas videogravações do refeitório, André geralmente era o primeiro a terminar as refeições e repetia sempre que lhe ofereciam mais comida. Segundo Anelise, ele era "guado".[2] A explicação para isso vinha do saber popular: "quando uma criança tinha vontade de comer alguma coisa e era impedida de comer, ficava gulosa, com o olho saltado". Segundo a tia, André tinha cabeça de criança "guada".

Diante dessas observações da tia, resta saber o que teria sido impedido de comer para tê-lo deixado aguado?

O histórico alimentar de André é cheio de altos e baixos. Suas cuidadoras (mãe, educadoras e tia) registram em detalhes o vaivém da sua alimentação.

Ao que tudo indica, a regularidade do hábito alimentar de André começa na creche, após uma certa insistência das educadoras. Izabel oferece uma narrativa interessante da evolução do "não comer" para o "comer normalmente" na vida de André. Interrogada sobre o assunto,

---

2. Variação popular do verbo "aguar": não podia ver alimento que a boca enchia de água; aguado.

respondeu: "Para comer deu um pouco de trabalho, mas agora ele está comendo...".

O fato de uma criança não comer na creche é sempre motivo de preocupação. Trata-se de um problema que tem de ser compartilhado pelos cuidadores, sobretudo com a família. A creche chama a mãe de André para ajudar a resolvê-lo. Na ocasião, a mãe relatou que o filho não comia quase nada e que não gostava de carne e leite de vaca. A introdução deste último em sua dieta representou para ele uma perda preciosa: deixou de ser amamentado.

Quando André tinha quatro meses, a mãe introduziu alimentos sólidos e a mamadeira. Ele aceitou os primeiros e rejeitou o segundo. A mãe continuou a amamentá-lo até cerca de um ano de idade. E aí interrompeu a amamentação de forma definitiva porque descobriu que estava grávida novamente.

O episódio acima exemplifica um dos aspectos centrais da teoria de Winnicott. Aquilo que parece uma simples mudança de hábito na alimentação de uma criança, a saber, passar da "amamentação no seio materno" para as "mamadeiras", constitui um dos momentos cruciais na construção da subjetividade infantil.

Complementando as idéias apresentadas na primeira parte do presente estudo, para Winnicott (1988) a primeira imagem do *self* do bebê é algo acoplado: "bebê-mãe". Essa é a primeira imagem que o psicanalista inglês teve ao observar milhares de crianças e suas respectivas mães. Foi, a partir daí, que ele formulou um "estado de não separação inicial mãe-bebê", uma fase de dependência absoluta da criança em relação aos cuidados maternos.

Winnicott (1988) entende que a dedicação exclusiva da mãe ao bebê nesta fase é o que daria a este último um "desenvolvimento normal". Mas o autor sabia o quanto esta exclusividade estava cada vez mais difícil em sua época, na qual as crianças ainda bebês eram retiradas das famílias no período da guerra. No fundo, seus *insights* esclareciam os efeitos dessa separação.

No modelo teórico de Winnicott, a mãe dedicada cria um estado de isolamento, uma espécie de casulo protetor, impedindo que o não-eu invada o *self* do bebê. Ela o guarda num ambiente altamente protegido até que ele descubra, por meio de um gesto espontâneo, o meio ambiente. Descrevendo esta relação do bebê com a mãe, o autor considera o primeiro laço afetivo feito pelo bebê como um objeto externo que se situa em algum ponto do desenvolvimento primitivo. O contato com o seio da mãe é mágico, com ele o bebê forma um par perfeito (Winnicott, 1945).

Segundo Winnicott, o bebê faminto, ao satisfazer suas necessidades famélicas, desenvolve em si próprio um fenômeno subjetivo: seio da mãe. A mãe dedicada proporciona ao bebê um momento de ilusão. Deixa-o acreditar que o seio dela é parte dele e está sob seu total controle. O seio é nesta condição, segundo Winnicott, "o objeto subjetivamente concebido" (Winnicott, 1945).

Em termos metafóricos pode-se dizer o "seio da mãe", na visão Winnicotiana, é um pedacinho do mundo (o primeiro objeto externo que o bebê manipula) que lhe é oferecido. Aliás, é a mãe que, aos poucos, vai aumentar as porções de realidade compartilhada a serem apresentadas ao bebê. É ela que satisfaz a crescente capacidade da criança de usufruir o mundo (Winnicott, 1988).

No olhar de Winnicott (1988), todo esse processo de apresentação do mundo tem de ser conduzido com muito cuidado. Uma das preocupações a serem absorvidas é cuidar para preservar no bebê certa porção de ilusão, condição *sine qua non* para o viver criativo.

A interrupção abrupta do processo de amamentação com todo o significado psicoafetivo acima descrito traz conseqüências para o desenvolvimento emocional da criança, uma vez que todo o universo ilusional passa bruscamente à desilusão sem qualquer mediação e é bem provável que aí apareça grandes frustrações, fonte de agressividade.

Como se pode ver, o desmame, na teoria de Winnicott, é um momento de desilusão, por isso ele é preparado gradualmente. Não devendo ser interrompido bruscamente, mas ser gradualmente retirado, de forma a que o estado primitivo de fusão bebê e seio da mãe vá se desfazendo até que a mãe seja percebida pelo bebê como um *self* separado dele. É aqui que, segundo o autor, o controle onipotente e mágico do bebê vai cedendo espaço para um *self* autônomo.

Veja-se que, na teoria winnicotiana, a autonomia da criança é uma construção árdua que começa com a mãe (ou com os cuidadores que ocupem esse papel) e se estende à escola e à vida social como um todo. É por meio desse processo que o lactente aprende que o seio da mãe não é uma projeção sua, mas é algo que está fora de seu *self*, na realidade externa. Pode-se considerar como a passagem gradual ao princípio de realidade no qual o bebê mantém áreas nas quais se relaciona com "objetos subjetivamente concebidos" e áreas nas quais ele se relaciona com "objetos objetivamente percebidos" (Winnicott, 1988).

A importância dessas primeiras relações entre o bebê e seus cuidadores encontra respaldo nas análises de Giddens sobre a vida nos dias atuais.

Giddens afirma que na alta modernidade a confiança é um elemento crucial do desenvolvimento da personalidade, tendo um papel decisivo num mundo de sistemas abstratos e em que as interações podem ser separadas das particularidades locais. De modo geral, essa confiança está diretamente associada à obtenção de um senso precoce de segurança ontológica. Para Giddens:

> "A confiança estabelecida entre uma criança e os que cuidam dela instaura 'inoculação' que afasta ameaças e perigos potenciais que até mesmo as atividades mais corriqueiras da vida cotidiana contêm. A confiança nesse sentido é fundamental para um 'casulo protetor' que monta guarda em torno do eu em suas relações com a realidade cotidiana. 'Põe entre parênteses' ocorrências potenciais que, se seriamente contempladas, produziriam uma paralisia da vontade ou uma sensação de engolfamento. Em sua forma mais específica, a confiança é um meio de interação com os sistemas abstratos que esvaziam a vida cotidiana de seu conteúdo tradicional ao mesmo tempo em que constroem influências globalizantes. A confiança gera aquele 'salto de fé' que o envolvimento prático demanda". (Giddens, 2002, p. 11)

O entendimento de como se alcança essa "fé" e do que cria um sentido de segurança ontológica que o indivíduo pode transportar pelas transições, crises e circunstâncias de alto risco está na confiança que a criança adquire naqueles que foram seus primeiros cuidadores. Neste sentido a "confiança básica" (termo utilizado por Erik Erikson, ecoando D. W. Winnicott) constitui o elo primeiro a partir do qual surge uma orientação emotivo-cognitiva combinada em relação aos outros, ao mundo dos objetos e à auto-identidade. A confiança básica desenvolvida através da atenção amorosa das primeiras pessoas a cuidarem da criança relaciona de maneira decisiva a auto-identidade à apreciação dos outros. Nessa relação mútua com os primeiros cuidadores se desenvolve uma sociabilidade essencialmente inconsciente que precede um "eu" e um "mim", sendo uma base prévia de qualquer diferenciação entre os dois. Essa confiança nasce e se desenvolve a partir da aceitação da ausência, que por sua vez origina uma consciência da identidade separada dos cuidadores. Deste modo, se liga de maneira essencial à organização interpessoal do tempo e do espaço. Conforme Giddens:

> "A confiança básica é forjada através do que Winnicott chama de 'espaço potencial' (de fato um fenômeno do tempo-espaço) que relaciona, embora estabelecendo uma distância, a criança e aquele que cuida dela. O espaço potencial é criado como o meio pelo qual a criança faz o movimento da onipotência à percepção do princípio de realidade. 'Realidade' aqui, porém, não deve ser entendida simplesmente como um mundo-objeto dado, mas como um conjunto de experiências constitutivamente organizado pela relação mútua entre a criança e os que cuidam dela". (Giddens, 2002, p. 42)

Essas reflexões levaram o autor a chamar nossa atenção para a importância do ambiente educativo criado por quem cuida da criança, já que é através das relações que estabelece com esses cuidadores e com os objetos que a rodeiam que a criança é chamada à existência, que começa a constituir um "ser", e sua separação do "não-ser", elemento da segurança ontológica. Essas primeiras relações, se desenvolvidas normalmente, gerarão na criança uma confiança, que, segundo Giddens, funciona como uma proteção contra ansiedades existenciais, permitindo que ela mantenha a esperança e a coragem diante de situações de risco que possa encontrar mais tarde. A confiança básica é um dispositivo de triagem em relação a riscos e perigos que cercam a ação e a interação. É o principal suporte emocional de uma carapaça defensiva ou *casulo protetor* que todos os indivíduos normais carregam como meio de prosseguir com os assuntos cotidianos (Giddens, 2002, p. 42-43).

Voltando ao nosso sujeito André, a ruptura com esse universo idílico (no qual a criança alucina o seio da mãe) se deu de forma brusca e definitiva. E como a própria mãe nos declarou, ocorreu no momento em que descobriu que estava grávida: a vinda de uma outra irmã se coloca no horizonte, reduz seu espaço de manobra. Há um efeito bastante crucial: às vésperas de a irmã nascer, André é internado em conseqüência de diarréia intensa, acompanhada de vômito. Constatou-se inclusive ausência de glóbulos vermelhos que, segundo diagnóstico médico, eram resultado de "vermes de riachos e lagoas poluídas", que, para perplexidade da mãe, eram locais que André jamais freqüentara. Mas, ao que tudo indica, a família aceitou o diagnóstico sem questioná-lo.

Além dos distúrbios aparentemente físicos, André apresentava outros problemas de ordem emocional, que consideramos relacionados aos processos de desilusão com a perda do "seio mágico". Muito apegado à mãe e ao pai, não gostava de ficar com outros familiares. Quando ficava sob os cuidados da tia, chorava o tempo todo, chamando pela mãe.

Essa imagem da mãe insubstituível remete a problemas ocorridos naquilo que Winnicott chama de processo transicional. O que isso quer dizer?

A separação bebê-mãe é dramática. Em geral, ela é vivida pela criança com altos níveis de ansiedade e até de depressão. Para não deixar seqüelas, é preciso que haja, segundo Winnicott (1953), uma transição de um objeto de ilusão para um objeto que o represente. O objeto transicional é um objeto qualquer (chupeta, pedaço de pano, ursinho, cobertor, travesseirinho) que na ausência da mãe, ou seja, quando ela não pode responder a seus anseios, o referido objeto representa o amor da mãe pela criança. O choro de André pela mãe quando ela se ausentava pode indicar a falta desse "objeto transicional".

Mas não é só no choro que se manifesta o seu sentimento de perda de seu objeto idílico. Como dissemos anteriormente, a relação de André com os alimentos e, por conseqüência, com os afetos relacionados aos

AGRESSIVIDADE NA PRIMEIRA INFÂNCIA

fenômenos auto-eróticos e com a saciação (uso da boca) revela situações muito complexas.

Em relato feito pela tia, registrou-se que, às vezes, André chegava da creche com um pedaço de carne escondido na boca. Tal evento foi claramente descrito por Beatriz, como um episódio diferente envolvendo André e confirmado no seguinte relato de Gabriela:

> "Ele não gostava de comer. Ele... ele... ele conservava a comida no céu da boca e às vezes ia até deitar, escovava os dentes e tudo, mas aquela comida continuava no canto da boca. Até ia estragar os dentinhos (...) isso ele devia fazer em casa (...). Ele colocava a comida no céu da boca e não engolia a comida. Depois que a gente descobriu que ele fazia isso. Mas agora está comendo normalmente".

Conforme o relato da mãe, André não aceitou a mamadeira numa primeira tentativa aos quatro meses, nem quando foi desmamado. Entretanto, Gabriela no seu relato afirma acreditar que o fato de André guardar comida na boca estava relacionado ao de não poder usar mamadeira na creche:

> "... na casa dele ele tomava muita mamadeira e não estava acostumado com comida, e aqui ele... aqui é comida mesmo, não se dá mamadeira, aí ele guardava a comida no canto da boca".

Não tivemos como esclarecer essa contradição entre a declaração da mãe e a suposição da educadora. Vale lembrar que a mãe já tinha sido chamada na creche por Beatriz para ser questionada quanto aos cuidados com o filho, já que Beatriz considerava André muito amarelo e com cor de criança anêmica e que talvez ela não tenha falado sobre o uso da mamadeira de André por medo, já que na creche esse tipo de alimentação era desaconselhado. Entretanto, os episódios de resistência de André tomar o leite, relatados detalhadamente por Beatriz e confirmados por Caroline, nos levam a considerar como mais provável o fato de André não fazer uso da mamadeira, pelo menos de leite de vaca, em casa. Essa hipótese reforça a idéia de que o ato de guardar o alimento na boca não fosse decorrente de uma resistência a alimentos sólidos, mas estivesse desempenhando uma outra função para André, servindo, de modo inconsciente, para a satisfação de alguma necessidade.

Voltando a analisar o modo como André se comportava na creche, gostaríamos de resgatar as idéias de Wallon (1975) e Erikson (1971) sobre a faixa etária em que se encontrava André. Erikson descreve o estágio que cobre o período dos três aos cinco anos como um momento de desabrochamento da criança, em que se abre para o ambiente externo. Novamente se vê reforçada a importância das relações sociais com os adultos e com os pares. Os dois autores também vão identificar essa fase como um momento em que as crianças agem de modo mais ofensivo, procurando reivindicar suas vontades e desejos. Conforme Wallon (1975), o caráter predominantemente afetivo desse período se expressa na atitude de oposição e rebeldia manifestada pela criança no esforço de construção de um Eu psicológico incipiente. Para Erikson, a partir dessa fase a criança começa a desenvolver um senso de responsabilidade moral, reconhecendo as instituições, funções e papéis que permitem sua participação responsável.

O fato de André demonstrar mais interesse pelos objetos do que pelas pessoas e não reconhecer as educadoras como figura de autoridade reforçam as hipóteses anteriores de não ter sido suficientemente estimulado, ou não ter tido condições ambientais para adquirir capacidades anteriores que lhe permitissem adquirir essas habilidades. Os modos de ação na interação com a mãe e os relatos da mãe sobre André indicaram uma relação pouco marcada por trocas afetivas. Adriana não relatou ações de carinho de André, assim como não foram registrados momentos de intimidade e espontaneidade durante o tempo em que ficaram juntos brincando. A nosso ver, a creche enquanto outra agência de educação deveria complementar a ação da família ajudando André a sentir-se confiante e seguro para poder desenvolver-se de modo saudável. Pois conforme o artigo 29 da Lei de Diretrizes e Bases da Educação Nacional:

"Art. 29. A educação infantil, primeira etapa da educação básica, tem como finalidade o desenvolvimento integral da criança de até seis anos de idade, em seus aspectos físicos, psicológico, intelectual e social, complementando a ação da família e da comunidade".

Os dispositivos legais (LDBEN) e os estudiosos da área (Angotti, 1994; Carvalho e Rubiano, 1994; Didonet, 2001; Faria, 1999; Machado 1994a; Machado 1994b; Nascimento, 2001; Rocha, 1999; Rossetti-Ferreira et al., 1994; e Silva, 2002) evidenciam a importância das instituições de educação infantil promoverem o desenvolvimento integral da criança pela dupla função de cuidar e educar. Apesar de sabermos que esses termos têm concepções históricas e sociais que originam entendimentos diferenciados, acreditamos que a dimensão do cuidado no sentido mais amplo deva ser pensada como a necessidade de se incluir no projeto pedagógico dessas instituições ações direcionadas tanto para a satisfação das necessidades fisiológicas e de higiene quanto para o desenvolvimento psíquico e emocional das crianças. Para tanto, essas instituições precisam se libertar do modelo escolar tradicional, onde a dimensão cognitiva é considerada o alvo principal da ação educativa.

Pensando que o termo educar não se atém somente à dimensão cognitiva, acreditamos que as atividades de cuidado são também educativas e cremos que a necessidade de separar esses dois termos foi fruto da história da educação infantil no nosso país. Num primeiro momento, conforme explicitado por Didonet (2001) e Dias (1997), a função das creches ficava restrita à satisfação das necessidades fisiológicas da criança, realizadas através das atividades de "cuidado" e que após vários acontecimentos, entre eles a mudança do modo como a criança era percebida e mesmo da importância da função das instituições que se responsabilizavam por ela, é que a creche passa a ter também uma função educativa, garantida pela popularização do entendimento da criança como "sujeito de direitos" e com o reconhecimento da necessidade de se incrementarem as atividades de "cuidado" para assegurar-lhes um melhor desenvolvimento. Entretanto, como essa função ainda é algo novo e em construção no cotidiano das instituições, os estudiosos da área, como Barreto (1998) e Nascimento (2001), diagnosticaram a adoção das práticas educativas das escolas dos outros níveis de ensino como modelo para implementar a função educativa nas creches e ressaltaram a preocupação de que essa forma de organização possa descaracterizar a função primeira de desenvolvimento integral da criança.

As observações na creche evidenciaram a influência desse modelo escolar tradicional. As atitudes das educadoras diante do comportamento de André não lhe ajudavam a desenvolver seu relacionamento com elas e com as outras crianças, pois era alvo somente de atitudes coercitivas sem, no entanto, serem oferecidas atividades de promoção da socialização de André.

Considerando as idéias de Winnicott quanto à tendência anti-social, a inquietação de André poderia denunciar justamente uma tentativa de fazer com que o ambiente lhe oferecesse condições de rearranjar seu mundo interno. Ao forçar as educadoras a impor-lhe limite, André poderia sentir a segurança e a aceitação necessárias para tranqüilizar-se e voltar a agir de forma construtiva. Entretanto, como a aquisição desse sentimento de segurança provém da regularidade das experiências com o ambiente externo, conforme sinalizado por Erikson (1971) e Giddens (2002), é preciso que os cuidadores tenham ao mesmo tempo firmeza e tranqüilidade para proporcionar às crianças atividades rotineiras capazes de transmitir uma preocupação e afetos genuínos, aspectos esses que nutrem o sentimento de confiança básica tão fundamental nas atividades cotidianas.

Como as educadoras somente puniam André e o enxergavam a partir de seu comportamento agressivo, não conseguiam reconhecê-lo enquanto sujeito único e pensar em alternativas que lhe ajudassem a desenvolver-se. Essa atitude a nosso ver instigava a reiteração do comportamento de agressividade e inquietação de André, interrompido somente quando conseguia direcionar sua atenção para algum objeto ou situação. A diferença de comportamento quando André estava envolvido em alguma atividade e quando tinha que ficar sentado esperando reforça o fato de a sua inquietação ser um indício da prevalência da inteligência prática e de uma dificuldade no uso da função simbólica, já que não limitava suas ações diante das ameaças. As atitudes de André denunciavam um modelo pedagógico centrado no adulto. Caroline foi muito explícita ao relacionar a agressividade e a indisciplina com as falhas da proposta pedagógica da creche. Os longos momentos em que as crianças ficavam esperando, devendo permanecer sentadas na mesma posição, indicava uma disciplinarização excessiva do corpo incompatível com a faixa etária das crianças, que ao contrário deveriam ter seus movimentos também estimulados.

Apesar disso, novamente reiteramos que o comportamento agressivo de André refletia também sua relação em casa, evidenciando uma determinação múltipla que por sua vez reforça a impossibilidade de estabelecer uma relação causal simplista na explicação do comportamento agressivo. Entretanto, ao observar que a freqüência de comportamentos agressivos e de indisciplina por parte das outras crianças também aumentava durante os intervalos entre as atividades, ratificamos as impressões de Caroline ao relacionar essas mudanças de comportamento dos alunos à sua postura e a proposta pedagógica da creche. Essa ratificação reforça a importância dos fatores situacionais, na manifestação da agressividade, implicando assim todos os atores presentes no contexto. O discurso de Eliane, ao falar da indisciplina do educador, é um bom exemplo de articulação entre o modo de agir do professor e as respostas das crianças, ao acreditar que o professor também é responsável pela disciplina dos alunos, acentua a importância da dimensão relacional no contexto de sala de aula. Beatriz endossou essa visão ao afirmar que a educadora precisa ter atenção a sua forma de lidar e conversar com as crianças para que ela mesma não seja um elemento que tumultue o ambiente.

Mesmo tendo esse discurso, nossas observações evidenciaram a dificuldade de as professoras conseguirem pôr em prática essas idéias. O modo como agiam demonstrava um maior interesse pela manutenção da "disciplina" do que pela promoção de interações educativas. Evidenciando a dificuldade em reconhecer os novos modos de compreensão das crianças e da infância reivindicados pela sociologia da infância. Oliveira (2004) ressalta a resistência dos adultos em ver as crianças enquanto "Outros", porque isso enfraquece e dificulta a manutenção das práticas pedagógicas voltadas para a preparação da criança para um tempo futuro e para a domesticação de seus corpos e mentes. Pensando desse modo podemos entender o incômodo que André provocava nas educadoras, pois dificultava o alcance da tarefa que a modernidade atribuiu à escola: "burilar" a capacidade cognitiva das crianças (Silva Filho, 2004). André, ao agir de forma a desconsiderar as regras impostas pelas educadoras, colocava em questão a forma como conduziam a turma por indicar que as educadoras estavam voltadas para sua própria forma de agir e pensar enquanto adultos, colocando esse modo de agir como o grande modelo a ser alcançado pelas crianças.

As saídas dessa armadilha indicam a necessidade de nós, adultos, estarmos disponíveis para o encontro com a alteridade da infância, e a necessidade de reaprendermos as múltiplas linguagens através das quais as crianças se expressam, dando-lhes oportunidades de movimentar-se e agir-se em novos tempos e espaços que respeitem a diversidade de diálogos verbais, gestuais e afetivos (Oliveira, 2004, p. 200). No entanto, para que isso aconteça são necessárias alterações mais estruturais, como nas políticas públicas de atendimento à infância que conforme Vilarinho (2004) ainda refletem esse "adultocentrismo". Reafirmamos nosso entendimento do comportamento humano como multideterminado e influenciado tanto pelas características da situação imediata como pelo contexto horizontal, identificado pelas instituições representantes dos valores culturais já solidificados. Por essa razão sabemos que a prática das educadoras estava influenciada pelos valores da creche e pelo modo como deviam atender aos objetivos desejados pela instituição, não podendo ser analisada fora desse contexto. Com isso queremos dizer que o objetivo maior de desenvolvimento integral das crianças não era adequadamente traduzido em ações objetivas de planejamento e intervenção por parte da coordenação e que isso influenciava a forma de as educadoras conduzirem as atividades com as crianças.

As contradições verificadas entre o discurso e a prática das educadoras podem ser entendidas como um reflexo do momento político que a categoria da infância e as crianças estão vivendo. Silva Filho (2004), Soares e Tomás (2004), Corazza (2002), Sarmento e Pinto (1997) e vários outros autores assinalam a modernidade como o período de maior visibilidade social da infância e paradoxalmente como um período em que mais as crianças são vítimas de processos de exploração e violência. Acreditamos que estamos a caminho de mudanças nas relações cotidianas entre adultos e crianças, pois no plano discursivo as várias conquistas legais já prenunciam essas alterações. Entretanto, como o reconhecimento da criança enquanto "cidadã" implica alterações de poder e mudanças nos modos de organização da sociedade, esse processo, assim como os demais processos de mudanças sociais, é marcado por embates e resistências que vão permitindo ou não a efetivação dos direitos legais adquiridos. Cada sociedade, cada família e cada instituição educativa vivencia de modo particular esse processo que é também influenciado pelos modos de ação das próprias crianças que compartilham desses ambientes.

André, ao desafiar as educadoras, pôde deflagrar reflexões sobre o modo como a creche estava organizada. Como a pesquisa não teve continuidade não sabemos se e como sua atitude provocou mudanças nesse ambiente, entretanto acreditamos que as educadoras foram de algum modo modificadas por lidar com ele, pois precisaram pensar acerca do modo como conduziam a turma. As interações de André com a pesquisadora evidenciaram os modos alternativos de comunicação de André, já que a linguagem verbal foi pouco usada. A comunicação predominantemente gestual percebida pelas professoras foi efetiva na interação propiciando atividades comuns, pois a pesquisadora estava com a atenção completamente voltada para André. Essa constatação apresenta um outro elemento de dificuldade no estabelecimento de relações entre as crianças e as educadoras na creche, pois durante nossa permanência na instituição foram raros os momentos de atenção individualizados às crianças. E apesar de as educadoras constatarem que dedicam a maior parte do tempo às crianças que dão "trabalho", essa dedicação se restringia às atitudes de repreensão. A importância da atenção individualizada da pesquisadora para com André foi sentida em sua resistência a voltar para as atividades de rotina na creche. A dificuldade das educadoras em dedicar uma atenção individualizada está atrelada ao grande número de crianças na sala e ao modo como as atividades são organizadas, por isso, novamente se reitera a necessidade de incrementar o planejamento pedagógico da instituição.

O encontro com André e a focalização de seus modos de ação permitiram à pesquisadora reconhecer nele habilidades e capacidades que passaram despercebidas pelas educadoras. O fato de seu comportamento de inquietação ser considerado como sua característica mais marcante evidenciou a falta de oportunidades de se expressar de modo diferente na creche e o quanto o modelo de comportamento almejado era o da criança "adultizada", ou seja, daquela que se comportava demonstrando controle dos movimentos e da fala. A adoção desse modelo era um grande empecilho para que na creche as outras funções também educativas de auxiliar as crianças no aprendizado desse controle corporal e do uso da fala fossem devidamente valorizadas.

2. O comportamento não agressivo de Marcos: reflexões a partir de sua história de vida e de suas relações no ambiente familiar e na creche

Marcos era uma criança modelo para as educadoras. As observações e o foco em seus modos de ação na creche reforçaram as características de obediência e controle dos movimentos e da fala. Entretanto, o conhecimento da dinâmica familiar de Marcos e o fato de em casa agir de modo agressivo demonstravam que nesse outro contexto a criança agia de maneira diferente, corroborando as idéias de Winnicott quanto à criança "normal" enquanto aquela que testa, provoca, manobra, tentando se impor. Essas diferenças em seu comportamento sinalizam a aprendizagem das diferenças entre espaços públicos e privados, indicando um uso razoável da função simbólica. Entretanto, a análise das situações relatadas pelos familiares e a constatação de um aumento e intensificação do comportamento agressivo de Marcos voltado à sua mãe (Marcos chegou a deixar um hematoma na perna de Meire em função de um pontapé) sinalizavam também que a relação entre Meire e Marcos naquele momento estava fragilizada; o que estava deixando Meire extremamente insatisfeita.

A diferença de comportamento de Marcos em casa e na creche intensifica a complexidade da educação infantil institucionalizada, pois no caso de Marcos a rotina da creche parecia lhe proporcionar um ambiente seguro com condições de proporcionar interações satisfatórias. O relacionamento com as educadoras refletia o entendimento do lugar de autoridade ocupado por elas e uma passividade diante de suas ordens.

Caroline relatou sua insatisfação em perceber que dava pouca atenção a Marcos e acreditar que isso estava relacionado ao fato de ser tão calado e tão quieto. O reconhecimento da creche como um lugar privilegiado de desenvolvimento devido à possibilidade de interação com pares, sugerido por Valsiner (1989b) e Rossetti-Ferreira et al. (1994), ficou explícito no comportamento de Marcos. Tanto na interação com a pesquisadora quando pelos relatos das educadoras, Marcos não buscava maiores contatos com os adultos privilegiando a interação com os pares. Ao contrário de André, Marcos pediu à pesquisadora para levá-lo de volta à sala antes do tempo previsto e sugeriu que seria melhor trazer também para a brincadeira outras crianças. A primazia dessa interação sinalizava um estabelecimento satisfatório das relações no ambiente familiar, pois Marcos demonstrava sentir-se afetivamente satisfeito, dando mostra da aquisição do sentimento de confiança básica necessário para conseguir enfrentar o cotidiano. Com essas afirmações não queremos minimizar a importância dos outros adultos para Marcos, pois o cumprimento das ordens e pedidos das educadoras indicava que também eram vistas como pessoas a serem respeitadas.

O comportamento de Marcos demonstrava a aquisição de modos de comportamentos valorizados e necessários para o desempenho das atividades de rotina na creche. O depoimento de Beatriz quando disse que se todas as crianças fossem iguais a Marcos sua sala seria maravilhosa reforça a idéia da prevalência da função disciplinar e de uma pedagogia centrada no professor. Como Marcos era obediente, passivo, não contestava qualquer ordem ou pedido das professoras e pouco participativo, não interferia nos "planos" das educadoras, entretanto, como apresentado anteriormente, a "tranqüilidade" de Marcos o tornava às vezes imperceptível. Paradoxalmente, portanto, a função da creche enquanto contexto para promoção do desenvolvimento integral das crianças também deixava a desejar. Pois Marcos não era alvo de ações educativas específicas, que ajudassem a desenvolver suas habilidades e superar suas dificuldades, como a timidez, por exemplo.

Caroline demonstrou novamente um bom senso crítico ao sentir-se chateada por perceber que Marcos não era objeto de sua atenção, relacionando o fato de ser muito calado e quieto inclusive a esse distanciamento. Ao compararmos o modo como André e Marcos eram tratados pelas educadoras, evidenciamos a dificuldade de colocar em prática a idéia da singularidade das crianças como objeto para o planejamento da ação educativa. Assim como André ficava marcado sob o rótulo da inquietação, Marcos ficava marcado sob o rótulo da tranqüilidade e para nenhum dos dois eram pensadas atividades específicas que buscassem a promoção do desenvolvimento de áreas pouco estimuladas no ambiente familiar. Essa constatação ressalta novamente a dificuldade de se colocar em prática os paradigmas da sociologia da infância, pois na creche como na maioria das instituições escolares um modelo do que é e de como se deve ser "criança" é que orienta as práticas educativas, preconizando uma ocultação das diferenças pessoais.

A reflexão sobre a agressividade de Marcos em casa e as diferenças de comportamento diante da mãe reforçam o entendimento da agressividade como uma tentativa de provocar no ambiente mudanças que tragam para criança maior satisfação pessoal. Os relatos dos familiares de Marcos, principalmente de sua mãe, demonstraram que ela estava passando por um momento de dificuldades pessoais que estavam interferindo no seu modo de agir com Marcos. Sentia-se culpada por não conseguir dedicar a Marcos a atenção que considerava ideal e não conseguia ser coerente nas repreensões, aplicando medidas corretivas aleatórias e mantendo-se inconstante diante dos "testes" de Marcos. Demonstrava inclusive não ter muita clareza na forma de agir com ele, o que a nosso ver estava dificultando seu relacionamento com o filho. Memorando Wallon (1975) e Erikson (1971), devemos lembrar também que os três anos iniciam um período de construção de uma identidade pessoal. Para tanto, a criança passa a impor de modo mais incisivo suas vontades, demonstrando mais reações de oposição e rebeldia. Por essa razão acreditamos que a agressividade de Marcos principalmente contra a mãe e a irmã tenha aumentado em função também do período de desenvolvimento, já que, pelo relato dos familiares, Marcos já tinha passado por fases mais calmas.

Relembrando Wallon (1971, 1975; Dantas, 1990, 1992), consideramos necessário retomar a idéia da primeira infância como um momento em que a dimensão emocional tem um papel predominante e possibilita as primeiras relações da criança com o mundo e a origem da atividade cognitiva. Além disso, Wallon (1971, 1975; Galvão, 1995) nos adverte quanto à necessidade de pensar o processo de desenvolvimento como marcado por conflitos, descontinuidades e rupturas, assim não há como esperar das crianças constância no comportamento. Mariana inclusive falou abertamente das variações de humor de Marcos que chegava a mudar drasticamente seu comportamento num mesmo dia. Mead (1993) vai relacionar essa inconstância e imprevisibilidade da ação infantil à incapacidade da criança de regular seu próprio comportamento. Consideramos que a imagem da criança enquanto símbolo de doçura e ingenuidade dificulta o seu relacionamento com os pais e educadores, que muitas vezes por desconhecimento agem de modo a inibir o desenvolvimento de seus filhos e alunos por tentar fazê-los se comportar de modo constante e linear, não dando espaço a crises e conflitos naturais desse período de vida.

Cabe-nos ainda resgatar alguns aspectos da história de vida de Marcos que nos ajudem a entender sua capacidade para lidar com a agressividade, conseguindo manter o controle de seus movimentos na creche e sentindo-se seguro em casa para expor seus impulsos agressivos.

Comparando a história alimentar de Marcos e André, podemos identificar o quanto a função dos objetos transicionais proposta por Winnicott (1953) pode ser importante para o desenvolvimento emocional saudável da criança. Marcos foi amamentado no peito somente por dois meses, passando a usar mamadeira depois desse período. Entretanto, ressalta-se que até o momento de realização da pesquisa Marcos ainda usava chupeta e tomava mamadeira. Os pais chegaram a comentar que percebiam que Marcos não precisava mais complementar sua alimentação com o leite porque comia outros alimentos, mas que ele fazia questão de tomar a mamadeira antes de dormir. O bico foi retirado durante a pesquisa. A mamadeira não.

Pensando na função simbólica desses objetos e mesmo na dimensão objetiva do fato de possuir um objeto de uso exclusivo, consideramos que a passagem de Marcos de uma relação com um objeto imaginado (seio da mãe) a um objeto percebido objetivamente (chupeta e mamadeira) possa ter sido realizada com os cuidados necessários para evitar que Marcos fosse abruptamente exposto ao sentimento de perda de onipotência (garantida pela ilusão de que o seio da mãe fazia parte de si mesmo) e que o uso prolongado desses objetos pode ter auxiliado Marcos a se distanciar progressivamente da fusão original com sua mãe e assim conseguir, aos poucos, construir seu próprio eu.

O fato de a mãe de Marcos ter adoecido e esse adoecimento ter motivado o fim da amamentação nos indica a necessidade de novamente ressaltar a dimensão qualitativa das situações, pois assim como no caso de André, houve uma interrupção abrupta, no sentido de não ter sido preparada, entretanto o modo como foi feita a substituição da amamentação do seio para a mamadeira é que pode ter tido um efeito importante de mediação dessa experiência. Considerando que muitas crianças não são amamentadas no peito e que desde o nascimento se alimentam através da mamadeira, acreditamos que essa representação do par perfeito mãe-bebê para Winnicott (1988) diga respeito menos à presença objetiva dessa mãe, mas a sua disponibilidade em cuidar do filho, em estar apta para lhe oferecer o alimento assim que ele precise.

Em relação à alimentação na creche, Marcos também se diferenciava muito de André. Era, conforme a descrição das educadoras, extremamente lento para se alimentar e no seu período de adaptação chegava a tentar chamar a tia que trabalhava na instituição para que ela lhe livrasse da obrigação de comer toda a comida. Pensando na relação entre a alimentação e os fenômenos auto-eróticos, podemos ler esse desinteresse pela comida como um indício da importância da mamadeira e da chupeta como fontes de saciação das necessidades orais. O relato dos familiares confirmou esse desinteresse de Marcos pela comida "saudável". Sua mãe disse que ele adorava "besteiras": biscoitos, balas etc.

No que se refere ao controle dos esfíncteres, a família parece ter auxiliado Marcos de modo satisfatório, pois não houve qualquer relato na creche, mesmo por parte da primeira professora de Marcos, quanto a dificuldades no controle da urina. A mãe afirmou que Marcos deixou de usar fraldas durante o dia um pouco antes de entrar na creche e que alguns meses depois deixou de usá-las durante a noite. Relembrando as

AGRESSIVIDADE NA PRIMEIRA INFÂNCIA

colocações de Erikson (1971) e Giddens (2002) apresentadas anteriormente, ressaltamos que é a partir desses cuidados rotineiros e cotidianos que a criança vai construindo o sentimento de confiança tão importante no processo de desenvolvimento emocional. As constatações da regularidade no uso do banheiro no comportamento de Marcos reforçam a hipótese de o ambiente familiar conseguir atender adequadamente a suas funções de suporte a Marcos e, por isso mesmo, ser tomado, por ele, como o lugar apropriado para se "mostrar" por inteiro, para dar vazão aos impulsos agressivos.

3. Algumas semelhanças e diferenças entre as famílias de André e Marcos

As considerações sobre as influências do ambiente familiar no comportamento de André e Marcos já foram apresentadas. Nesta seção, gostaríamos de apresentar algumas idéias sobre a constituição dessas famílias e o processo de educação de seus filhos; e sobre essas famílias enquanto instituições que refletem posicionamentos culturais e sociais sobre a educação das crianças e a agressividade.

Inicialmente destacamos o fato de as famílias possuírem o mesmo nível socioeconômico e residirem no mesmo bairro, morando muito próximas a parentes consangüíneos como semelhanças importantes no processo de educação das crianças, pois esses fatores (variáveis), ao afetarem as duas famílias, podem ser dispensados da análise. O fato de André e Marcos se comportarem de modo diferente na creche e o entendimento de que no período em que se encontravam, ambos com três anos, a influência do ambiente familiar era muito forte, porque representava o principal espaço de convivência destas crianças desde o nascimento, nos leva a buscar aspectos diferentes no funcionamento dessas famílias que possam ajudar a esclarecer o modo de manifestação do comportamento agressivo dessas crianças.

Consideramos inclusive relevante relembrar que conforme Winnicott (1994) a tendência para a agressividade é inerente à natureza humana, mas as pessoas manifestam essa agressividade de modos diferentes. Esse entendimento permite inclusive entender a diferença de comportamento de Marcos em casa e na creche e mesmo nos advertir para a dificuldade de afirmar que determinada criança é ou não agressiva, pois a criança "calma" e "tranqüila" é aquela que conseguiu, graças ao suporte ambiental, direcionar sua agressividade para atividades construtivas.

Um primeiro aspecto de diferença das famílias de André e Marcos era a relação entre os pais de cada uma dessas crianças. Os pais de André tiveram vários episódios de desentendimentos e separação física, demonstrando a inconstância da relação. Além disso, tanto Adriana como Anelise relataram a infidelidade de Augusto como um comportamento freqüente ao longo de todo o casamento. Adriana não fez qualquer comentário sobre seu afeto para com Augusto, relatando suas reconciliações como conseqüências de fatores externos (promessa de mudança de Augusto e gravidez de André). Seus relatos sobre a relação com Augusto demonstravam uma ligação forte entre eles e ao mesmo tempo as dificuldades em conseguir estabelecer uma relação estável que sugerisse satisfação. Os pais de Marcos, por sua vez, demonstraram ter construído uma relação estável e prazerosa. Conforme os relatos de Meire, as demonstrações de afeto de Moacir eram constantes, mesmo depois de vinte e três anos de relacionamento. Moacir era um marido e um pai muito presente, compartilhando com Meire todas as funções na educação dos filhos. Uma grande evidência dessa participação foi sua presença na creche e a disponibilidade em participar da pesquisa.

Uma das conseqüências dessas diferenças de relacionamento entre os casais na educação dos filhos dizia respeito à coerência entre o modo como buscavam corrigir as crianças. Adriana relatou sua dificuldade em corrigir André pelo fato de Augusto interferir em suas atitudes e desautorizá-la na frente do filho. Essas informações foram confirmadas por sua irmã, Anelise. Meire e Moacir afirmaram respeitar a atitude um do outro e buscar discutir divergências longe de Marcos. Essas diferenças são, a nosso ver, muito relevantes, pois ao sentir a inconstância dos pais fica difícil para a criança sentir-se segura, pois tem informações contraditórias de duas pessoas importantes para ela. Relembrando a importância da reiteração de atividades e atitudes como meio de fornecer à criança uma relação de qualidade com o ambiente que lhe possibilite adquirir confiança, a falta de coerência da atitude dos pais quando freqüente no que diz respeito à educação dos filhos pode dificultar o desenvolvimento saudável dessas crianças.

Voltamos a utilizar Winnicott (1994) para lembrar que a tarefa educativa é algo extremamente trabalhoso e que os pais devem estar altamente envolvidos nessa função para lograrem bons resultados. Ao alertamos para a importância da coerência, não estamos defendendo uma postura impecável dos pais, mas alertando para a necessidade de manter a constância de suas atitudes quando desejarem ensinar aos filhos algum comportamento. Bettelheim (1973) afirma que a educação das crianças ocorre no dia-a-dia, tendo as atitudes isoladas pouca influência, por essa razão os pais não precisam se preocupar com ações isoladas ou se sentirem culpados por perderem a paciência e agirem de modo inadequado com as crianças de vez em quando, e sim com as correções cotidianas, pois são essas que vão guiando a criança na construção de seus próprios caminhos. Dolto (1999) defende a idéia de que os pais não devem educar os filhos esperando ser amados por eles e sim demonstrando o amor que têm aos filhos ao procurarem ensiná-los e conduzi-los aos caminhos que consideram melhor para eles. Essa advertência parece simples, mas implica uma postura de doação incondicional como elemento necessário ao desempenho da tarefa educativa. Essas visões reforçam a necessidade daquele que está na função de orientação agir de modo a buscar o melhor para os que dependem de sua ação. Os pais, a despeito das conseqüências de suas atitudes, devem buscar o melhor para os filhos e não agir objetivando serem aceitos e amados por eles, pois, se esse for o principal motivo da ação, os sinais, as atitudes de contestação e de discordância dos filhos podem funcionar para fazer com que os pais modifiquem sua ação. Agindo a partir das respostas imediatas que os filhos apresentam a suas posturas, os pais terão dificuldades em exercer um controle "firmemente tranqüilizador", pois a inconstância pode gerar nos filhos a sensação de insegurança.

Essas reflexões corroboram a importância de os pais estarem emocionalmente estabilizados para desempenharem adequadamente a função educativa. Nesse sentido, um bom relacionamento conjugal contribui na educação das crianças. Essa postura possibilita novamente pensar a relação entre os pais de André e Marcos como influente no ambiente familiar.

Um segundo aspecto de diferença se refere ao modo e momento de chegada de André e Marcos em suas famílias. André foi fruto de uma gravidez indesejada, sendo por isso rejeitado pela mãe no princípio da gravidez. Seus pais estavam separados quando a mãe ficou grávida e pela gravidez voltou a aceitar o pai de André em casa. Conforme Anelise, Augusto voltou a ser infiel depois de ter se reconciliado com Adriana e chegou a ser visto com outra mulher, fato que provocou muita tristeza em Adriana e preocupação em seus familiares, pois o nascimento de André estava bem próximo. A gravidez de Marcos foi planejada pelos pais e solicitada pela irmã. Apesar de Meire sentir-se tensa durante a gravidez e deprimida depois do parto, Marcos foi desejado e acolhido por ela, por Moacir e por Mariana. Planejar a chegada de uma criança permite que a família se prepare e se envolva com essa criança de modo mais prazeroso. A disponibilidade de Adriana em receber e educar André ficou pelo menos parcialmente comprometida por não ter desejado e planejado a gravidez. A despeito dessas características mais afetivas em relação às crianças, essas diferenças nos falam de momentos diferentes dessas famílias, pois enquanto o filho era um projeto comum de Meire e Moacir, Adriana e Augusto estavam em processo de separação.

O fato de Augusto defender André das correções de Adriana pode indicar uma priorização da relação com o filho e uma desvalorização da relação com a esposa. Pensando que Augusto foi aceito novamente em casa por causa desse filho, acreditamos que ele talvez busque na relação com André gratificá-lo por essa aceitação, pois tem dificuldades em impor limites ao filho. Essa sua dificuldade pode também indicar que busca ser aceito e amado por André, temendo perder esse amor.

As dificuldades encontradas por Meire na relação com Marcos durante a época de realização da pesquisa, a nosso ver, também poderiam sinalizar um momento de fragilidade emocional dela, identificado com sua tristeza diante dos momentos em que precisava corrigir Marcos. A sua falta de firmeza, assim como a de Augusto, podia estar relacionada ao medo de perder o amor do filho. Entretanto, considerando os demais integrantes das famílias, Marcos conseguia encontrar no pai uma figura que conciliava atitudes de autoridade e amor, e isso pode ter funcionado como elemento diferencial no desenvolvimento de sua atitude de respeito às educadoras. André, por sua vez, parecia não ter no ambiente familiar alguém que suprisse essa dificuldade de Augusto, já que Adriana também não conseguia demonstrar firmeza e constância em suas atitudes; desse modo, os adultos com os quais André se relacionava não conseguiram lhe fornecer as experiências necessárias ao entendimento das relações de autoridade e respeito entre as crianças e os adultos, influenciando assim o comportamento da criança diante das ordens e pedidos das educadoras.

Associada a essa diferença, acreditamos que o relacionamento com as irmãs também tenha contribuído para os modos como André e Marcos estavam se comportando na creche. André brincava principalmente com a irmã mais nova, tendo pouco contato com as irmãs mais velhas, e considerando que a irmã também não tinha desenvolvido completamente a comunicação oral, suas interações deveriam ocorrer principalmente por gestos e ações. Marcos por conviver com Mariana, dez anos mais velha, e inclusive solicitar a Mariana que lhe ensinasse a escrever e desenhar, vivenciava em casa experiências próximas das atividades desenvolvidas na creche. Além disso, os familiares de Marcos destacaram a importância do diálogo na família, afirmando que sempre conversavam com Marcos. Adriana, apesar de afirmar que André lhe contava as coisas que aconteciam na creche, não relatou ter o hábito de conversar com o filho. Essas constatações reforçam a hipótese de Marcos estar mais habituado do que André a se comunicar verbalmente e a realizar as tarefas escolares, significando ter adquirido habilidades importantes como a concentração e a coordenação motora fina.

A saúde de Marcos e de André nos primeiros anos de vida é o último ponto que evidencia uma diferença entre suas vivências no ambiente familiar. Mesmo sem desconsiderar os vários fatores que influenciam o adoecimento das crianças e das pessoas em geral, o episódio de internação de André, com diagnóstico de uma verminose, e ocorrência de uma anemia grave, para os quais Adriana não encontrava explicação, expôs a criança a situações de muito sofrimento devido aos procedimentos de medicação intravenosa e realização de exames de sangue. Acreditamos que o sofrimento e o enfraquecimento físico decorrente de uma grande perda de peso nesse episódio de internação tenham provocado interferências no desenvolvimento de André. Mesmo que essa interferência tenha sido somente uma diminuição da motivação para brincar e explorar o ambiente, consideramos esse período de internação como um episódio que pode ter dificultado seu desenvolvimento de modo geral. Outros fatores, como o uso ainda incipiente da linguagem oral relatado pelas educadoras e constatado durante as videogravações, e as dificuldades de controle dos esfíncteres, relatadas pelas educadoras e pelos familiares, fazem com que André se assemelhe mais com crianças de idades inferiores a sua, reforçando a hipótese de uma estimulação insuficiente nos primeiros anos de vida.

Pensando agora nessas famílias como representantes das posições sociais e culturais a respeito da educação das crianças e da agressividade, ressaltamos a semelhança nos discursos de Adriana e Meire quando compararam a educação que receberam de suas mães e o modo como estão educando os filhos. As duas afirmaram não bater nos filhos nos modos como apanhavam das mães, fazendo referências explícitas às mudanças históricas e sociais no modo de educar as crianças. Meire disse que sua educação tinha sido rígida como era a educação naquela época, demonstrando como as ações no âmbito das relações pessoais são influenciadas pela cultura em que as pessoas estão inseridas. Essa diferença no modo de educar as crianças reforça as mudanças sociais vivenciadas na relação entre as crianças e os pais, considerando que no período atual as famílias são bem mais cerceadas e vigiadas pelo Estado e que a legislação prevê até mesmo a perda do pátrio poder quando ficam caracterizados os maustratos, abandono ou negligência dos pais, e reconhecemos nesse discurso do diálogo em substituição à agressão física um indicativo na mudança do modo de ver as crianças e do "poder" dos pais sobre elas.

Adriana, ao relembrar a relação de Aracy com sua avó e de Aracy com ela, ressaltou a importância de os pais informarem aos filhos sobre os mais diversos assuntos. Ao relatar o episódio em que Aracy achou que estivesse morrendo quando veio sua menarca, falou do constrangimento passado pela mãe diante da pergunta da patroa: "Sua mãe não lhe falou sobre isso?". E de como Aracy fazia questão de informar as filhas sobre todos os assuntos: sexo, drogas, gravidez. Essa postura aparece também no discurso de Moacir ao lembrar da educação recebida do pai e afirmar que ele era ignorante por não conversar com os filhos e por afirmar várias vezes que tem no diálogo um importante aliado na função educativa dos filhos e defender a posição de pai como aquele que alerta e orienta.

Essas constatações nos trouxeram felicidade por indicar que, apesar de vislumbrarmos um longo caminho até que as crianças possam realmente ter sua alteridade reconhecida, algumas mudanças já foram alcançadas e socializadas, tornando-se referência na educação das crianças.

No que se refere à agressividade, verificamos que as duas famílias compartilhavam da idéia de que esse comportamento era negativo e deveria ser reprimido. Os pais mostravam-se preocupados somente com o fato de terem corrigido os filhos de modo incorreto, mas não relacionavam o comportamento agressivo das crianças com outros fatores relacionais e ambientais. Essa visão corrobora a necessidade colocada por Winnicott (1994) de conhecer e tolerar a própria agressividade como um empreendimento fundamental para a saúde da criança e das pessoas em geral. Esse autor nos lembra de que, infelizmente, a agressividade é uma das tendências humanas que mais é dissimulada, desviada e atribuída a agentes externos. Esse modo de compreensão dificulta o desenvolvimento das atividades criativas e de trabalho, que, conforme seu entendimento, são estimuladas pela agressão que não é negada e pela qual se assume a responsabilidade pessoal. Pensando desse modo, Winnicott (1994) repudia as atitudes sentimentalistas caracterizadas pela negação inconsciente da capacidade de destruição subjacente a qualquer atividade construtiva e vê essas atitudes como prejudiciais para a criança em desenvolvimento, que pode ser impedida de comunicar indiretamente sua destrutividade, e por essa razão ter que mostrá-la de forma mais direta.

Os relatos das famílias demonstram pouca clareza quanto a esse papel da agressividade como motor para as atividades construtivas, refletindo as posições mais tradicionais de ver esse comportamento como algo ruim que deve ser extirpado. Entendendo que essa visão tradicional pode dificultar a aceitação da criança que age de modo agressivo e por essa razão intensificar esse comportamento "indesejado" e dificultar seu desenvolvimento, consideramos necessário que a sociedade aprofunde suas reflexões sobre o lugar da agressividade na vida das pessoas. Não queremos colocar esse entendimento de Winnicott como o único possível, mas consideramos relevante a compreensão de suas idéias na construção desse novo modo de olhar as crianças, que, como colocado por Wallon (1971, 1975), agem de forma predominantemente afetiva, sendo que essa "agressividade" pode servir para elas comunicarem que sua realidade interior está muito ruim e que o ambiente precisa ajudá-las a recuperar a confiança e a auto-estima.

Essas reflexões acentuam inclusive a importância de permitir que a criança possa se sentir em condições de brincar, exercitando sua capacidade criativa. Erikson (1971) e Giddens (2002) resgatam a importância desses primeiros cuidados na aquisição da confiança básica necessária ao longo de toda a vida. Mead (1993) coloca as atividades infantis das brincadeiras de faz-de-conta e dos jogos como etapas cruciais no desenvolvimento do *self*. Nesse sentido, mesmo que o modelo do comportamento adulto seja colocado como meta da educação das crianças, é preciso que se garanta o exercício das brincadeiras e jogos.

Bittencourt (2004) faz referência à importância do movimento criativo como condição de desenvolvimento psicológico saudável, reconhecendo a primazia dessa função nas teorias de Vygotsky e Winnicott. O trabalho terapêutico realizado por essa autora com crianças consideradas "doentes" se estrutura a partir do resgate da capacidade criativa através das brincadeiras. Ayman-Nolley (1992) e Smolucha (1992) explicitam a importância da capacidade de imaginação e criatividade na teoria de Vygotsky, destacando a inter-relação dessa função simbólica no desenvolvimento do pensamento abstrato.

Vygotsky (1984), assim como Wallon (1989), considerava as experiências sociais como um elemento que influenciava tanto na maturação e aprimoramento do desenvolvimento emocional quanto no desenvolvimento intelectual. Esse modo de conceber o desenvolvimento atribui um lugar de destaque ao modo como ocorrem as interações, tendo esse aspecto tanta importância como o conteúdo que permeia essas interações.

O conjunto de todas essas idéias advindas dos estudiosos da psicologia do desenvolvimento, da psicanálise infantil, da sociologia e da sociologia da infância por contribuições diferenciadas indica um lugar de destaque aos primeiros vínculos estabelecidos pela criança, por essa razão família e instituições de educação infantil devem se ajudar nessa tarefa tão primordial, pois o desenvolvimento das crianças é influenciado positiva ou negativamente conforme esses vínculos.

Considerações finais

Resolvemos não chamar o título deste capítulo de conclusão porque, a nosso ver, essa denominação se mostra inadequada para finalizar a comunicação das informações de uma pesquisa de investigação dos fenômenos humanos, pois, devido à complexidade deste tipo de objeto de estudo, os conhecimentos gerados podem, conforme nosso entendimento, servir como mais alguns indicadores a serem considerados na compreensão do tema.

Neste capítulo final, gostaríamos de apresentar nossa avaliação da teoria de Winnicott sobre a agressividade. Ao defender a origem dos impulsos agressivos como forma de movimento da criança na exploração do mundo, Winnicott compreende a agressividade como um elemento importante na constituição da identidade e no reconhecimento da alteridade, não agregando um julgamento de valor negativo a essa tendência. Ainda quando trata da agressividade com fins destrutivos, Winnicott vê nesse comportamento um sinal de esperança, pois conforme suas observações a agressividade só se torna destrutiva como modo de modificar as relações para conseguir do ambiente a satisfação de necessidades pessoais.

A teorização de Winnicott sobre a agressividade se contrapõe às idéias de outros estudiosos desse fenômeno no comportamento dos adultos. Ao propor uma teoria que conjuga elementos motivacionais internos e fatores externos, Winnicott propõe reflexões diferentes das defendidas por Lorenz (1979), que acredita que a instigação para a agressão é inata, decorrente da fisiologia básica do homem, assim como se diferencia das reflexões de Montagu (1978), que acredita que a motivação para a agressividade ocorre como decorrência de práticas ou hábitos culturais. A nosso ver, cada um desses outros estudiosos pode fornecer elementos importantes de análise da complexidade do fenômeno, entretanto, como buscamos entender a manifestação da agressividade em crianças de zero a seis anos de idade, acreditamos que a teoria de Winnicott possa ser a mais apropriada por permitir analisar o comportamento da criança no momento em que ele acontece e investigá-lo a partir das relações estabelecidas pela criança.

Acreditando na importância das interações sociais como fonte de desenvolvimento e validando os postulados da sociologia da infância que reivindicam um olhar para a especificidade do comportamento infantil, julgamos que as contribuições de Winnicott se alinham nessa mesma direção, por buscar entender a criança como ela se apresenta e não somente como um ser inacabado, um "vir-a-ser", e destacar a importância da função dos cuidadores no desenvolvimento emocional das crianças. A apresentação da dificuldade da tarefa educativa devido às inconstâncias do comportamento das crianças indica uma visão da infância como um período peculiar e não homogêneo, que será definido pelas vivências concretas de cada criança. A crença de que as crianças lidam de modo particular com a própria agressividade e a importância dada ao papel da brincadeira e das atividades simbólicas no desenvolvimento emocional saudável reiteram a importância dessas atividades na educação infantil.

A aceitação da idéia de Winnicott de que a agressividade está presente em todas as pessoas, mas que se manifesta de forma diferente na vida de cada uma delas, é, a nosso ver, ainda muito desafiadora e distante do entendimento popular dessa tendência. Ao refletirmos especificamente sobre as informações construídas durante a pesquisa, constatamos que tanto as educadoras como as famílias tinham uma percepção de que a agressividade era sintoma de algo de errado na vida das pessoas e que deveria ser eliminada através de ação educativa. Retomando a citação de Winnicott:

"Finalmente, toda agressão que não é negada, e pela qual pode ser aceita a responsabilidade pessoal, é aproveitável para dar força ao trabalho de reparação e restituição. Por trás de todo jogo, trabalho e arte está o remorso inconsciente pelo dano causado na fantasia inconsciente, e um desejo inconsciente de começar a corrigir as coisas.

O sentimentalismo contém uma negação inconsciente da destrutividade subjacente à construção. É devastador para a criança em desenvolvimento e pode acabar por fazer com que ela tenha de mostrar de forma direta a destrutividade que, num meio menos sentimentalista, ela teria podido comunicar indiretamente, mostrando desejo de construir.

É parcialmente falso afirmar que 'devemos dar oportunidade para a expressão criativa, se quisermos neutralizar os impulsos destrutivos da criança'. O que se faz necessário é uma atitude não-sentimentalista em relação a todas as produções, o que significa a apreciação não tanto do talento como da luta que há por trás de qualquer realização, por menor que seja. Pois com exceção do amor sensual, nenhuma manifestação de amor é sentida como valiosa se não implicar agressão reconhecida e controlada.

Só se soubermos que a criança quer derrubar a torre de cubos, será importante para ela vermos que sabe construí-la". (Winnicott, 1994, p. 96)

Nessa concepção de Winnicott, a agressividade, portanto, não deveria ser tomada como algo a ser eliminado do comportamento das crianças, mas ser pensada como uma tendência que precisa ser manifestada, e que quando controlada deveria ser devidamente valorizada, pois antes de conseguir agir de modo construtivo precisamos lutar com nosso desejo de destruição. Ou seja, quando a criança consegue agir do modo esperado pela educadora significa que conseguiu controlar seus desejos pessoais destrutivos, assim, se a educadora tiver consciência de que por trás de qualquer comportamento está essa luta permanente, pode valorizar melhor os comportamentos criativos e construtivos da criança. Em termos práticos, acreditamos que essa postura poderia ajudar os educadores a lidar melhor com os comportamentos "indesejáveis" das crianças e serem mais cuidadosos com o modo como procuram corrigir esses comportamentos, acreditando que essa mudança de atitude poderia ter um efeito potencializador da ação educativa.

Ao lembrarmos do quanto as atividades de avaliação são momentos de ansiedade e questionamento de nossa auto-estima, podemos imaginar o quanto esse julgamento do comportamento das crianças nas categorias de "certo" e "errado" pode submetê-las precocemente à sensação de incapacidade. Macedo (1994) nos apresenta uma reflexão sobre o enquadramento dos comportamentos dos alunos nas categorias de "certo" ou "errado". Para esse autor, o erro é simplesmente um dos modos de compreensão da realidade, podendo ser tido como um índice de percepção do nível de aprendizado dos alunos, deixando desse modo de ter um valor depreciativo e podendo ser tomado como ferramenta de auxílio no processo de aquisição de conhecimento.

Se tomarmos essa metáfora na compreensão do comportamento agressivo das crianças, podemos sinalizar a importância de o educador perceber nessa forma de lidar com a realidade um primeiro esforço para compreendê-la. Se quisermos modificar esse comportamento, é importante tentar reconhecer os motivos pelos quais a criança se comportou daquele modo e, a partir desses indicadores, promover mudanças que alterem sua relação com esses indicadores.

Tendo em vista as informações desta pesquisa que sinalizam uma relação entre as experiências das crianças no seu ambiente familiar com o modo como lidam com a agressividade na creche, fica reforçada a necessidade de integração entre os objetivos perseguidos no ambiente familiar e nas instituições de educação infantil no que se refere à garantia do estabelecimento de vínculos de qualidade. O uso freqüente da agressividade com fins destrutivos por André denunciava, a nosso ver, uma precariedade desses vínculos e uma tentativa da criança em forçar nesses ambientes mudanças que lhe possibilitassem restabelecer uma tranqüilidade interna perdida.

As diferenças na manifestação da agressividade indicadas pelas histórias de André, que estava agindo de modo agressivo na creche, e Marcos, que estava agindo de modo agressivo somente em casa e não na creche, corroboraram as idéias de Winnicott (1994) sobre a presença da agressividade em todas as crianças e sobre o que seria uma "criança normal" (Winnicott, 1994).

A constatação das variações de humor de Marcos e de suas "crises" e "birras" em casa desmonta a idéia do processo de desenvolvimento como algo progressivo e linear mesmo para essa criança socialmente identificada, pelas educadoras, como exemplar, e permite a caracterização desse processo como algo dinâmico, marcado por rupturas e retrocessos como foi assinalado por Wallon (1975) e Erikson (1971). Além disso, ao pensarmos no fenômeno da agressividade não podemos deixar de comentar a intensificação da manifestação do comportamento agressivo de Marcos em casa durante a realização da pesquisa. Sendo a mãe, conforme o próprio relato confirmado pelo marido e pela filha, o principal alvo de suas provocações, e lembrando que ela chegou a ficar com um hematoma na perna como conseqüência de um chute de Marcos, acreditamos que essa intensificação estivesse ligada às mudanças ocorridas na dinâmica familiar em função da chegada da avó acamada, que exigia da mãe de Marcos uma série de cuidados. Meire chegou a relacionar a agressividade de Marcos com esse episódio, ao relatar seu cansaço decorrente dos cuidados devotados à mãe inválida como principal motivo de sua impaciência e falta de disponibilidade na relação com Marcos. Pensando nessas mudanças da dinâmica familiar, podemos acreditar que Marcos, assim como André, também estava usando de sua agressividade para comunicar uma insatisfação interna.

O resgate da relação de Marcos com a mãe e de André com o pai, ambos apontados como frágeis na função de estabelecimento de limites para essas crianças, nos fez pensar na própria história de vida desses pais. Vendo o equilíbrio emocional do cuidador como uma necessidade para o bom desempenho da tarefa educativa conforme sinalizamos anteriormente, podemos imaginar que Meire e Augusto talvez tenham tido experiências pessoais que dificultavam o exercício dessa função de autoridade. Tanto os relatos de Meire sobre sua relação com Marcos como os relatos sobre a relação de Augusto com André apontam a existência de um grande afeto desses cuidadores pelas crianças, entretanto também indicavam uma dificuldade deles em conseguir exercer a função do estabelecimento de limites. Considerando que Marcos tinha como se deparar com esses limites na relação com o pai, essa fragilidade da mãe parece ter afetado somente a relação do filho com ela. Já no caso de André, como a mãe parecia, apesar de suas tentativas, não conseguir também ser tida como uma figura de autoridade, que essa falta de cuidado e limite em casa, relembremos a descrição de Erikson (1971) de que os pais devem exercer um controle "firmemente tranqüilizador", não lhe deixava muitas alternativas, a não ser procurar em outros espaços de convivência esse tipo de controle. Pensando nessa situação, o fato de André agir de modo agressivo somente com as crianças e não desafiar os pais pode ser um indício das dificuldades de entrosamento e intimidade entre eles, talvez André não se sentisse à vontade para testar seus pais pelo medo das conseqüências que essa ação poderia ter.

Na creche, a manifestação dos comportamentos agressivos de André e das outras crianças também sinalizava a existência de momentos que careciam de significado para elas (permanecer sentado e calado esperando o tempo certo para realizar determinada tarefa) e a ausência de interações educativas constantes de um projeto pedagógico coletivo que auxiliassem as crianças a desenvolver as atitudes de cooperação e autonomia. Reafirmamos, porém, que esses fatores não podem ser analisados fora do contexto em que ocorrem e a compreensão de suas raízes passa pelo entendimento do modo como nossa sociedade percebe e lida com a agressividade. Reconhecemos que as formas vigentes e predominantes de ação diante desse comportamento não foram mantidas inutilmente, ou seja, estão ligadas a crenças e valorização de determinado modelo da ação educativa que preconiza como função da escola "burilar" a imperfeição do comportamento infantil, conforme indicado por Silva Filho (2004). Entretanto, diante do número crescente dos episódios de agressividade entre as crianças e delas contra as professoras, além do grande nível de hostilidade presente nas relações sociais cotidianas, acreditamos que esse entendimento precisa ser modificado e que o reconhecimento por cada um de nós da existência da agressividade como algo presente na vida de todos possa ser um primeiro passo que nos ajude a pensar em meios seguros de lidar com essa tendência.

Retomando as idéias de Soares e Tomás (2004), acreditamos que uma nova compreensão sobre as crianças e a infância possa ser um caminho importante de novas formas de interação entre adultos e crianças e dos adultos entre si, provocando mudanças sociais, políticas e econômicas importantes. No que se refere à agressividade, o reconhecimento da primeira infância como um período especial no desenvolvimento do sentimento de confiança básica tão necessário nas atividades da vida adulta seria conseqüência da consideração da criança como "cidadã" e do respeito às suas formas de agir, pensar e se expressar. Como resultado dessa mudança, teremos pais e educadores mais preparados para dar continuidade a interações de qualidade, possibilitando que a agressividade tenha seu lugar reconhecido como uma das formas de linguagem da criança e mesmo como motor para suas atividades construtivas.

As constatações do estudo de Assis (1999) reforçam as idéias presentes neste livro por corroborar a importância dessas primeiras relações entre as crianças e os cuidadores, alertando para o fato de as instituições sociais responsáveis pelas crianças poderem atuar na prevenção da delinqüência. Este estudo investigou a trajetória de vida de jovens que cometeram atos infracionais graves (homicídio, assalto à mão armada, lesão corporal, estupro e atentado violento ao pudor; também incluiu a participação no tráfico de drogas, pela relevância que tem no Rio de Janeiro) e de seus irmãos/primos infratores, buscando conhecer os fatores de risco e proteção para a delinqüência; e aprofundou conhecimento sobre a realidade familiar, comunitária e social destes jovens enquanto fatores importantes para se compreender o direcionamento de alguns para o caminho da infração. Um dos pontos de destaque deste estudo foi o uso de um modelo teórico explicativo sobre a gênese da delinqüência juvenil, apresentado por Schoemaker (1996 apud Assis, 1999). Esse modelo incorpora três níveis de conceitualização: (a) estrutural, que incorpora as condições sociais; (b) sociopsicológico, que se refere ao controle social da família, escola e demais instituições responsáveis pelo adolescente, a auto-estima e a influência de grupos de jovens sobre o comportamento do infrator; (c) individual, incluindo aspectos biológicos e psicológicos. Conforme esse modelo, os estímulos mais diretos e intensos à delinqüência são: o grupo de amigos e o controle social estabelecido sobre os jovens. Entretanto, a rede causal é passível de múltiplas interações, apontando para a necessidade de se pesquisar os diferentes níveis e as interconexões entre eles.

Dentre as conclusões do estudo de Assis (1999), destacamos as seguintes:

- Necessidade de investimento pesado no treinamento dos policiais, na mudança de mentalidade da sociedade civil, que apóia e reforça a noção de que violência se combate com violência, na celeridade do aparato jurídico e no efetivo cumprimento do Estatuto da Criança e do Adolescente.

- Existência de sérias crises na atuação das instituições básicas, responsáveis pela socialização, como a família, a escola e a instituição religiosa.

- Inexistência de outras instituições sociais, como creches e locais para atividades de lazer orientadas, o que inviabiliza as famílias de manterem os filhos sob controle, preenchendo seu tempo livre, quando os responsáveis necessitam se ausentar para o trabalho.

- Necessidade de todas essas instituições repensarem o papel que possuem na prevenção da infração juvenil. Criação de políticas públicas concretas e urgentes para auxiliar e organizar a melhoria da atuação e a integração destas instituições e criar meios de diminuir o elevado índice de evasão das escolas, melhorando o processo pedagógico nelas existentes, implementando creches, criando cursos profissionalizantes e outros suportes institucionais, em nível comunitário. Deve-se também exercer controle e sanção no que se refere à violência doméstica, estabelecendo medidas concretas para apoiar as famílias. Estas iniciativas são possíveis de serem tomadas pela sociedade, quando se considera a infração juvenil um problema coletivo e não apenas familiar.

- Perplexidade com o grau de violência cometida por adolescentes nas duas cidades: Rio de Janeiro e Recife. O desprezo pela vida alheia foi constatado em jovens que cometeram os mais variados crimes, sendo um sintoma gravíssimo do grau de deterioração e embotamento afetivo. A introjeção dos valores da sociedade de consumo se mostrou muito mais eficaz do que os padrões morais de direitos e respeito aos outros, justificando qualquer ação violenta desde que ela resulte em ganhos financeiros ou no prestígio social para o infrator.

Essas conclusões reforçam a necessidade de compreender os aspectos sociais envolvidos no fenômeno da delinqüência e a responsabilidade de todas as instâncias sociais na prevenção desse tipo de comportamento. Pensando especificamente no papel das famílias e das creches como agentes de prevenção na delinqüência juvenil, destacamos a necessidade de a sociedade e o Estado agirem de modo a subsidiar a atuação dessas instituições como forma de melhorar a qualidade de vida de todos.

A presente obra traz uma visão da agressividade infantil como um fenômeno fortemente influenciado pelas relações estabelecidas pelas crianças com os adultos e mesmo com outras crianças, sinalizando a importância de que os fatores individuais, sociais e contextuais sejam analisados na manifestação desse comportamento. O reconhecimento da agressividade como uma forma de expressão das crianças, que deve ser valorizada por aqueles que são responsáveis por elas, talvez seja o maior desafio colocado por essa visão, porque invalida os modos tradicionais utilizados pelos adultos para lidar com as crianças que agem agressivamente.

As escolhas teóricas e metodológicas realizadas na abordagem do fenômeno da agressividade estão relacionadas a crenças e posições pessoais desta pesquisadora e são somente um dos modos de olhar para esse tema. Por essa razão e mesmo pela complexidade do fenômeno, várias são as limitações do que foi aqui apresentado.

A nosso ver, o estudo poderá ser aprofundado com novas investigações que realizem análises mais detalhadas sobre o ambiente familiar, priorizando tanto as relações entre as crianças e seus cuidadores como o estudo retrospectivo dessas relações na história de vida de pessoas violentas. Nosso trabalho ficou limitado pelo fato de o pai de André não participar da pesquisa, sendo nossas hipóteses, quanto à influência de seu relacionamento com o filho na manifestação da agressividade, subsidiadas pelo relato de sua esposa e uma de suas cunhadas.

No que se refere à saúde emocional das crianças, acreditamos que estudos que relacionassem problemas físicos, como os alimentares e psicológicos, como a depressão, e a manifestação da agressividade possam auxiliar a investigação das idéias de Winnicott aqui apresentadas. Acreditamos também que estudos referentes à agressividade de crianças com algum tipo de diagnóstico de transtornos mentais também possam ampliar a compreensão desse fenômeno nas crianças consideradas "normais".

Em relação à educação infantil, especificamente ao funcionamento das creches e pré-escolas, consideramos necessários outros estudos que relacionem o desenvolvimento das crianças à organização física e pedagógica desses ambientes. Além disso, pesquisas que subsidiem a formulação de programas para a formação de professores e outros profissionais que atuam nesse nível de ensino se colocam como centrais na tarefa de construção de parâmetros de atuação dessas instituições.

Acreditamos ainda que estudos sobre as diversas formas de manifestação das crianças e do modo como se organizam são prioritários nessa empreitada de alcançar uma educação que respeite e valorize a criança, se preocupando com seu bem-estar no presente.

Por fim, gostaríamos de registrar que o *corpus* de informações construídas na pesquisa de campo poderia ensejar várias outras interpretações e inclusive outros tipos de análise. O percurso apresentado neste livro é o resultado do nível de compreensão e disponibilidade dessa pesquisadora em ir ao encontro dessas crianças, de suas famílias e das educadoras para buscar informações sobre a gênese e manifestação da agressividade, bem como das respostas construídas durante a interação com essas pessoas. Interações essas que, enquanto fontes do desenvolvimento humano, puderam ampliar, modificar, excluir e inaugurar novos modos de compreensão desse fenômeno para a pesquisadora e potencialmente para todos os envolvidos na pesquisa.

Desse modo, reiteramos nossa posição de que as considerações resultantes do caminho trilhado não representam um conjunto de informações que devam ser consideradas como uma fórmula "única" de compreensão da agressividade, mas que sejam inspiradoras de dúvidas e questionamentos quanto ao nosso modo de tratar esse fenômeno nas relações cotidianas que estabelecemos, principalmente quando nossos parceiros são crianças.

Referências bibliográficas

ANGOTTI, M. Semeando o trabalho docente. In: OLIVEIRA, Z. M. R. de (Org.). *Educação infantil*: muitos olhares. São Paulo: Cortez, 1994. p. 51-68.

ASSIS, S. G. *Traçando caminhos numa sociedade violenta*: a vida de jovens infratores e seus irmãos não infratores. Rio de Janeiro/Brasília: Fiocruz-Claves/Unesco/Departamento da Criança e do Adolescente. Secretaria de Estado dos Direitos Humanos, Ministério da Justiça, 1999.

AYMAN-NOLLEY, S. Vygotsky's perspective on the development of imagination and creativity. *Creativity Research Journal*, v. V, 1992.

BANDURA, A.; WALTERS, R. H. *Social learning and personality development*. New York: Holt, Rinehart e Winston, 1963.

BARDIN, L. *Análise de conteúdo*. São Paulo: Martins Fontes, 1979.

BARRETO, A. M. R. F. Situação atual da educação infantil no Brasil. In: BRASIL. Ministério da Educação e do Desporto. Secretaria de Educação Fundamental. *Subsídios para credenciamento e funcionamento de instituições de educação infantil*. Brasília: MEC/SEF/DPE/Coedi, 1998. v. II, p. 23-33.

BECCHI, E. Por uma pedagogia do bom gosto. In: _____; BONDIOLI, A. (Orgs.). *Avaliando a pré-escola*: uma trajetória de formação de professoras. Trad. Fernanda Landucci Ortale e Ilse Paschoal Moreira. Rev. técnica Ana Lúcia Goulart de Faria e Luiz Carlos de Freitas. Campinas: Autores Associados, 2003. p. 123-140. (Coleção educação contemporânea.)

BETTELHEIM, B. *Diálogos con las madres de niños normales*. 2. ed. Barcelona: Barral, 1973.

BITTENCOURT, M. I. G. F. Sobre o movimento criativo: espaço e brincadeira no atendimento de crianças em instituição. In: VILHENA, J. (Org.). *A clínica na universidade*: teoria e prática. São Paulo: Loyola, 2004. p. 141-151.

BONDIOLI, A. A regência do jogo social: as estratégias do envolvimento. In: _____; BECCHI, E. (Orgs.). *Avaliando a pré-escola*: uma trajetória de formação de professoras. Trad. Fernanda Landucci Ortale e Ilse Paschoal Moreira. Rev. técnica Ana Lúcia Goulart de Faria e Luiz Carlos de Freitas. Campinas: Autores Associados, 2003. (Coleção educação contemporânea.)

_____; MANTOVANI, S. *Manual de educação infantil*: de 0 a 3 anos — uma abordagem reflexiva. Trad. Rosana Severino Di Leone e Alba Olmi. 9. ed. Porto Alegre: ArtMed, 1998.

BRANCO, A. U. Cooperation, competition and related issues: a co-constructive approach. In: LYRA, M. C.; VALSINER, J. (Orgs.). *Construction of psychological processes in interpersonal communication*. Stanford, CT.: Ablex Publishing Corporation, 1998. v. 4, p. 181-205. (Child development within culturally structured environments.)

_____; VALSINER, J. Changing methologies: a co-construtivist study of goal orientations in social interactions. *Psychology and Developing Societies*, n. 9 (1), p. 35-64, 1997.

BRASIL. *Constituição da República Federativa do Brasil*. Brasília, *DOU* 5.10.1988.

_____. Lei n. 9.394, de 20 de dezembro de 1996: Lei de Diretrizes e Bases da Educação Nacional. Brasília, *DOU* 23.12.1996.

CAMPOS, M. M. et al. *Creches e pré-escolas no Brasil*. São Paulo: Cortez, 1993.

CARVALHO, M. I. C.; RUBIANO, M. R. B. Organização do espaço em instituições pré-escolares. In: OLIVEIRA, Z. M. R. de (Org.). *Educação infantil*: muitos olhares. São Paulo: Cortez, 1994. p. 107-130.

CASTRO, M. H. G. de. A política de educação infantil no âmbito do estado brasileiro. In: BRASIL. Ministério da Educação e do Desporto. Secretaria de Educação Fundamental. *Anais do I Simpósio Nacional de Educação Infantil*. Brasília: MEC/SEF/DPE/Coedi, 1994. p. 32-35.

CERISARA, A. B. Em busca do ponto de vista das crianças nas pesquisas educacionais: primeiras aproximações. In: _____; SARMENTO, M. J. (Org.). *Crianças e miúdos*: perspectivas sociopedagógicas da infância e educação. Porto: Edições ASA, 2004. p. 35-54.

COLE, M. Culture in development. In: BORNSTEIN, M. H.; LAMB, M. E. (Eds.). *Developmental psychology*: an advanced textbook. 3. ed. Hillsdale, N. J.: Lawrence Earlbaum Associates, 1992. p. 731-788.

CONDRY, J. C.; ROSS, D. F. Sex and aggression: the influence of gender label on the perception of aggression on children. *Child Development*, n. 56 (1), p. 225-233, 1985.

CORAZZA, S. M. *Infância e educação*. Petrópolis: Vozes, 2002.

DANTAS, H. *A infância da razão*. São Paulo: Manole, 1990.

_____. A afetividade e a construção do sujeito na psicogenética de Wallon. In: LA TAILLE, Y. de et al. *Piaget, Vigotsky e Wallon*: teorias psicogenéticas em discussão. São Paulo: Papirus, 1992. p. 85-98.

DEMO, P. A política de educação infantil no contexto da política da infância no Brasil. In: BRASIL. Ministério da Educação e do Desporto. Secretaria de Educação Fundamental. *Anais do I Simpósio Nacional de Educação Infantil*. Brasília: MEC/SEF/DPE/Coedi, 1994. p. 22-27.

DIAS, R. C. Luta, movimento, creche: a história da conquista de um direito. In: SILVA, I. T. F. R. (Org.). *Creches comunitárias*: histórias e cotidiano. Belo Horizonte: AMEPPE, 1997. p. 19-44.

_____; FARIA FILHO, L. M. de. *Que creche é essa?* A realidade das creches comunitárias da periferia da região metropolitana de Belo Horizonte. Belo Horizonte: AMEPPE, 1990.

DIDONET, V. Creche: a que veio... para onde vai. *Em Aberto*, n. 18 (73), p. 11-27, 2001.

DOLLARD, J. et al. *Frustration and aggression*. New Haven: Yale University Press, 1939.

DOLTO, F. *As etapas decisivas da infância*. São Paulo: Martins Fontes, 1999.

ELIAS, N. *O processo civilizacional*: investigações sociogenéticas e psicogenéticas. Lisboa, 1990.

ERIKSON, E. H. *Infância e sociedade*. 2. ed. Rio de Janeiro: Zahar, 1971.

FARIA, A. L. G. *Educação pré-escolar e cultura*: para uma pedagogia da educação infantil. Campinas: Editora da Unicamp, São Paulo: Cortez, 1999.

FARIA FILHO, L. M.; VIDAL, D. G. Os tempos e os espaços escolares no processo de institucionalização da escola primária no Brasil. *Revista Brasileira de Educação*, n. 14, p. 19-34, 2000.

FELIPE, J. O desenvolvimento infantil na perspectiva sociointeracionista: Piaget, Vygotsky, Wallon. In: CRAIDY, C.; KAERCHER, G. E. (Orgs.). *Educação infantil*: pra que te quero? Porto Alegre: Artes Médicas, 2001. p. 27-37.

FERREIRA, M. Do "avesso" do brincar ou... as relações entre os pares, as rotinas da cultura infantil e a construção da(s) ordem(ens) social(ais) instituinte(s) das crianças no jardim-de-infância. In: SARMENTO, M. J.; CERISARA, A. B. (Orgs.). *Crianças e miúdos*: perspectivas sociopedagógicas da infância e educação. Porto: Edições ASA, 2004. p. 55-104.

FOGEL, A. *Developing through relationship*: origins of communications, self and culture. Chicago: The University of Chicago Press, 1993.

FREUD, S. *Por que a guerra?* Edição Standard Brasileira das obras psicológicas completas de Sigmund Freud. Rio de Janeiro: Imago, 1932/1969. v. XXIII, p. 241-259.

_____. *Três ensaios sobre a teoria da sexualidade*. Edição Standard Brasileira das obras psicológicas completas de Sigmund Freud. Rio de Janeiro: Imago, 1905/1969. v. VII.

GALVÃO, I. *Henri Wallon*: uma concepção dialética do desenvolvimento infantil. Petrópolis: Vozes, 1995.

GASKINS, S.; MILLER, P. J.; CORSARO, W. A. Theoretical and methodological perspectives in the interpretative study of children. In: CORSARO, W. A.; MILLER, P. J. (Eds.). Interpretative approaches to children's socialization. *New Directions for Child Development*, n. 58, p. 5-24, 1992.

GIDDENS, A. *A constituição da sociedade*. São Paulo: Martins Fontes, 1989.

_____. *Modernidade e identidade*. Rio de Janeiro: Jorge Zahar, 2002.

GINZBURG, C. *Mitos, emblemas e sinais*: morfologia e história. Trad. Frederico Calote. São Paulo: Companhia das Letras, 1989.

GIROUX, H. A. *Os professores como intelectuais*: rumo a uma pedagogia crítica da aprendizagem. Porto Alegre: Artes Médicas, 1997.

GONZÁLEZ-REY, F. *Epistemologia cualitativa y subjetividad*. La Habana: Pueblo y Educación, 1997.

GOUVÊA, M. C. Infância, sociedade e cultura. In: CARVALHO, A.; SALLES, F.; GUIMARÃES, M. (Org.). *Desenvolvimento e aprendizagem*. Belo Horizonte: Editora UFMG, 2002. p. 13-29.

HOLLAND, D.; VALSINER, J. Cognition, simbols and Vygotsky development psychology. *Ethos*, n. 16, p. 247-272, 1988.

HOVLAND, C. I.; SEARS, R. R. Minor studies of aggression: VI. Correlation of lynchings with economics indices. *Journal of Psychology*, n. 9, p. 301-310, 1940.

JOBIM E SOUZA, S. Re-significando a psicologia do desenvolvimento: uma contribuição à pesquisa da infância. In: KRAMER, S.; LEITE, M. I. (Orgs.). *Infância*: fios e desafios da pesquisa. São Paulo: Papirus, 1996. p. 39-55.

JOVILET, R. *Vocabulário de filosofia*. Rio de Janeiro: Agir, 1975.

KRAMER, S. *A política do pré-escolar no Brasil*: a arte de disfarce. 5. ed. São Paulo: Cortez, 1995.

LIMA, M. F. de. *Atendimento pobre para pobre*: a LBA em Mato Grosso do Sul. São Paulo, 1994. Dissertação (Mestrado) — Pontifícia Universidade Católica de São Paulo.

LORENZ, K. *A agressão*: uma história natural do mal. 2. ed. Lisboa: Moraes, 1979.

MACEDO, L. *Ensaios construtivistas*. 3. ed. São Paulo: Casa do Psicólogo, 1994.

MACHADO, M. A. de M. Por uma política nacional de educação infantil. In: BRASIL. Ministério da Educação e do Desporto. Secretaria de Educação Fundamental. *Anais do I Simpósio Nacional de Educação Infantil*. Brasília: MEC/SEF/DPE/Coedi, 1994a. p. 14-17.

MACHADO, M. G. M. *Como ficam as nossas crianças?* Os arranjos de cuidado alternativos à creche e seu impacto no desenvolvimento das crianças de zero a seis anos, 2000. Dissertação (Mestrado em Psicologia) — Universidade Federal de Minas Gerais.

MACHADO, M. L. Educação infantil e sócio-interacionismo. In: OLIVEIRA, Z. M. R. de (Org.). *Educação infantil*: muitos olhares. São Paulo: Cortez, 1994b. p. 25-50.

MARROU, H. I. *História da educação na antigüidade*. São Paulo: EPU, 1983.

MAUSS, M. As técnicas corporais. In: _____. *Sociologia e antropologia*. São Paulo: EPU/Edusp, 1974. v. 2.

McLAREN, P. *A vida nas escolas*: uma introdução a pedagogia crítica nos fundamentos da educação. Porto Alegre: Artes Médicas, 1997.

MEAD, G. *Espiritu persona y sociedad*: desde el punto de vista del conductismo social. México: Paidos, 1993.

MEGARGEE, E. I.; HOKANSON, J. E. (Orgs.). *A dinâmica da agressão*. São Paulo: EPU, Ed. da Universidade de São Paulo, 1976.

MONTAGU, A. *A natureza da agressividade humana*. Rio de Janeiro: Zahar, 1978.

MONTANDON, C. Sociologia da infância: balanço dos trabalhos em língua inglesa. *Cadernos de Pesquisa*, n. 112, p. 33-60, 2001.

NARODOWSKI, M. La pedagogización de la infancia. *Infancia y poder* — la conformación de la pedagogía moderna. Buenos Aires: Aique, 19946 p. 109-131.

NASCIMENTO, M. E. P. Os profissionais da educação infantil e a nova Lei de Diretrizes e Bases da Educação Nacional. In: FARIA, A. L. G. de; PALHARES, M. S. (Orgs.). *Educação infantil pós-LDB*: rumos e desafios. 3. ed. Campinas: Autores Associados — FE/Unicamp; São Carlos: Editora da UFSCar; Florianópolis: Editora da UFSC, 2001. p. 99-112.

OLIVEIRA, A. M. R. Entender o outro (...) exige mais, quando o outro é uma criança: reflexões em torno da alteridade da infância no contexto da educação infantil. In: SARMENTO, M. J.; CERISARA, A. B. (Orgs.). *Crianças e miúdos*: perspectivas sociopedagógicas da infância e educação. Porto: Edições ASA, 2004. p. 181-204.

OLIVEIRA, M. K. *Vygotsky*: aprendizado e desenvolvimento: um processo sócio-histórico. São Paulo: Scipione, 1993.

OLIVEIRA, Z. *Educação infantil*: fundamentos e métodos. São Paulo: Cortez, 2002.

PALANGANA, I. C. *Desenvolvimento e aprendizagem em Piaget e Vygotsky* — a relevância do social. São Paulo: Plexus, 1994.

AGRESSIVIDADE NA PRIMEIRA INFÂNCIA

PIAGET, J. *Seis estudos de psicologia*. Rio de Janeiro: Forense, 1967.

QUINTEIRO, J. O direito à infância na escola: por uma educação contra à barbárie. In: SARMENTO, M. J.; CERISARA, A. B. (Orgs.). *Crianças e miúdos*: perspectivas sociopedagógicas da infância e educação. Porto: Edições ASA, 2004. p. 163-180.

ROCHA, E. A. C. Criança e educação: caminhos da pesquisa. In: SARMENTO, M. J.; CERISARA, A. B. (Orgs.). *Crianças e miúdos*: perspectivas sociopedagógicas da infância e educação. Porto: Edições ASA, 2004. p. 245-256.

_____. *A pesquisa em educação infantil no Brasil*: trajetória recente e perspectivas de consolidação de uma pedagogia. Campinas, 1999. Tese (Doutorado em Educação) — Universidade Estadual Paulista.

ROSEMBERG, F. Creches domiciliares: argumentos ou falácia. *Cadernos de Pesquisa*, n. 56, p. 73-81, 1986.

ROSSETTI-FERREIRA, M. C. et al. A creche enquanto contexto possível de desenvolvimento da criança pequena. *Revista Brasileira de Crescimento e Desenvolvimento Humano*, n. 4 (2), p. 35-40, 1994.

SANTOS, M. C. C. L. Raízes da violência na criança e danos psíquicos. In: WESTPHAL, M. F. (Org.). *Violência e criança*. São Paulo: Editora da Universidade de São Paulo, 2002, p. 189-204.

SARMENTO, M. J. As culturas da infância nas encruzilhadas da segunda modernidade. In: _____; CERISARA, A. B. (Orgs.). *Crianças e miúdos*: perspectivas sociopedagógicas da infância e educação. Porto: Edições ASA, 2004. p. 9-34.

_____; PINTO, M. (Orgs.). As crianças e a infância: definindo conceitos, delimitando o campo. *As crianças, contextos e identidades*. Braga, PO: Universidade do Minho, Centro de Estudos da Criança, Ed. Bezerra, 1997.

SILVA, I. O. *Profissionais da educação infantil*: formação e construção de identidades. São Paulo: Cortez, 2001.

SILVA, I. T. F. R. *O processo de constituição de políticas públicas de educação infantil em Belo Horizonte: 1993 a 2000*. Belo Horizonte, 2002. Dissertação (Mestrado em Educação) — Universidade Federal de Minas Gerais.

SILVA FILHO, J. J. S. A educação infantil e informática: entre as contradições do moderno e do contemporâneo. In: SARMENTO, M. J.; CERISARA, A. B. (Orgs.).

Crianças e miúdos: perspectivas sociopedagógicas da infância e educação. Porto: Edições ASA, 2004. p. 105-134.

SIROTA, R. Emergência de uma sociologia da infância: evolução do objeto e do olhar. *Cadernos de Pesquisa*, n. 112, p. 7-31, 2001.

SMOLUCHA, F. A reconstruction of Vygotsky's theory of creativity. *Creativity Research Journal*, v. V, 1992.

SOARES, N. F.; TOMÁS, C. Da emergência e participação à necessidade de consolidação da cidadania da infância... os intricados trilhos da acção, da participação e do protagonismo social e político das crianças. In: SARMENTO, M. J.; CERISARA, A. B. (Org.). *Crianças e miúdos*: perspectivas sociopedagógicas da infância e educação. Porto: Edições ASA, 2004. p. 135-162.

VALSINER, J. Formal schooling and the development of the self. *Human development and culture*: the social nature of personality and its study. Lexington, MA: Lexinton Books, 1989a. p. 297-326.

_____. The social nature of human development: some preliminaries. *Human development and culture*: the social nature of personality and its study. Lexington, MA: Lexington Books, 1989b. p. 1-16.

_____. Co-constructivism: What is (and is not) in a name? In: GEERT, P. V.; MOS, L. (Eds.). *Annals of theoretical psychology*. New York: Plenum, 1994. p. 342-368.

_____. *Culture and the development of children's actions*: a theory of human development. 2. ed. New York: John Wiley & Sons, 1997.

VILARINHO, M. E. As crianças e os (des)caminhos e desafios das políticas educativas para a infância em Portugal. In: SARMENTO, M. J.; CERISARA, A. B. (Orgs.). *Crianças e miúdos*: perspectivas sociopedagógicas da infância e educação. Porto: Edições ASA, 2004. p. 205-244.

VYGOTSKY, L. *A formação social da mente*. São Paulo: Martins Fontes, 1984.

_____. *Pensamento e linguagem*. São Paulo: Martins Fontes, 1987.

WALLON, H. *As origens do caráter na criança*. São Paulo: Difusão Européia do Livro, 1971.

_____. *Objectivos e métodos da psicologia*. Lisboa: Editoria Estampa, 1975.

_____. *Origens do pensamento na criança*. São Paulo: Manole, 1989.

WATSON-GEGEO, K. Thick explanation in the ethnographic study of child socialization and development: a longitudinal study of the problem of schooling for Kwara'ae (Solomon Islands) children. In: CORSARO, W. W.; MILLER, P. J. (Eds.). The production and reproduction of children's worlds: interpretive methodologies for the study of childhood socialization. *New Directions in Child Development*, n. 58, p. 51-66, 1992.

WINNICOTT, D. W. Primitive emotional development. *Psychoanal*, n. 23, p. 137-143, 1945.

_____. Transitional objects and transitional phenomena; a study of the first not-me possession. *Psychoanal*, n. 34(2), p. 89-97, 1953.

_____. *Os bebês e suas mães*. São Paulo: Martins Fontes, 1988.

_____. *Tudo começa em casa*. São Paulo: Martins Fontes, 1989.

_____. Carta para Anna Freud. *O gesto espontâneo*. Rio de Janeiro: Martins Fontes, 1990.

_____. *Privação e delinqüência*. 2. ed. Rio de Janeiro: Martins Fontes, 1994.

Anexos

Anexos

Anexo A

Ficha de caracterização da instituição

Nome da instituição:

Data de inauguração:

Principal fonte mantenedora: ( ) Federal ( ) Estadual
 ( ) Municipal ( ) Privada

Outras fontes de manutenção:

A instituição está credenciada à Secretaria Municipal de Educação:

( ) Não

( ) Sim: Desde _____

Explicite as implicações administrativas decorrentes desse credenciamento:

Horário de funcionamento da instituição:

Tempo diário de permanência das crianças na instituição: (informe os horários de entrada e de saída, especificando eventuais diferenças entre as turmas)

Faixa etária das crianças atendidas pela instituição:

Forma de seleção das crianças:

Número de crianças atendidas no ano de 2003:

Critério(s) para constituição das turmas:

Número de crianças em cada turma no ano de 2003:

Turma 1: (   ) meninas   (   ) meninos

Turma 2: (   ) meninas   (   ) meninos

Turma 3: (   ) meninas   (   ) meninos

Turma 4: (   ) meninas   (   ) meninos

Turma 5: (   ) meninas   (   ) meninos

Número e cargo dos funcionários encarregados por cada turma no ano de 2003:

Turma 1:

Turma 2:

Turma 3:

Turma 4:

Turma 5:

Informações sobre a estrutura física da instituição: (relacione o número dos equipamentos disponíveis em cada espaço, bem como os materiais pedagógicos quando for o caso)

Sala de aula:

Banheiro:

Refeitório:

Cozinha:

Rouparia:

Pátio interno:

Parque:

Outros espaços:

Informações sobre as atividades de cuidado:

Quantas e quais refeições são oferecidas por dia para as crianças?

Quantas vezes as crianças escovam os dentes por dia?

As crianças tomam banho na instituição? Se sim, quantas vezes por dia?

Há um horário reservado para o repouso das crianças? Se sim, informe o tempo aproximado e se o mesmo é obrigatório.

AGRESSIVIDADE NA PRIMEIRA INFÂNCIA

Informações sobre as atividades pedagógicas:

Há um planejamento pedagógico das atividades realizadas com as crianças? ( ) Não   ( ) Sim

Se sim, explicite como ele é organizado (anual, semestral, semanal e/ou diariamente), quem são os envolvidos nessa tarefa, quais atividades competem a cada um, e se há supervisão por parte da Secretaria Municipal de Educação ou de outro profissional da instituição.

Dê exemplo de atividades pedagógicas desenvolvidas com as crianças:

Há alguma atividade regular de qualificação dos profissionais da instituição? ( ) Não   ( ) Sim

Se sim, explicite quais são elas:

Há alguma atividade regular de avaliação dos profissionais da instituição? ( ) Não   ( ) Sim

Se sim, explicite quais são elas:

Informações sobre os funcionários: (relacionar todos os funcionários da instituição, indicando seu vínculo — concursado ou contrato temporário, seu cargo formal, a função que exerce, sua jornada de trabalho e sua escolaridade)

Nome	Vínculo	Cargo	Função	Jornada	Escolaridade

Informações sobre o relacionamento com os pais

Como e de que maneira os pais participam da educação dos filhos na instituição? (informe quando e por que eles são chamados na instituição e se existem reuniões ou outras atividades para eles, explicitando seus objetivos e a freqüência com que ocorrem. Informe também se há a possibilidade de os pais solicitarem atendimento individual fora dos eventos programados e se podem acompanhar as atividades das crianças na instituição)

Informações sobre normas e regulamentos de funcionamento:

Existe regulamento interno para os funcionários? ( ) Não ( ) Sim

Se sim, por favor, anexe uma cópia desse(s) documento(s).

Os pais recebem algum regulamento sobre o funcionamento e as normas da instituição?

( ) Não ( ) Sim

Se sim, por favor, anexe uma cópia desse(s) documento(s).

Outras informações: (utilize esse espaço para outras informações complementares que julgar relevantes)

Anexo B

Roteiro de entrevista sobre agressividade

1. Como e por que você começou a trabalhar com crianças na educação infantil?
2. Há quanto tempo você trabalha na educação infantil?
3. Em quais instituições já trabalhou?
4. Quais as faixas etárias com que você já trabalhou?
5. Com qual turma está trabalhando neste ano?
6. Como você definiria a agressividade ou o comportamento agressivo das crianças?
7. Você acha que esse tipo de comportamento é sempre ruim?
8. Existem situações em que a agressividade é positiva?
9. Você acredita que há diferença entre agressividade e violência? Por quê?
10. E quanto à indisciplina? Você acha que as crianças que se comportam de modo agressivo são também indisciplinadas, desobedientes? Por quê?
11. Como você se comporta quando uma criança é agressiva com outra?
12. Qual é o tipo de orientação transmitida pela coordenação?

Anexo C

Roteiro de entrevista sobre as crianças

1. Como foi o primeiro contato, de que você se lembre, com essa criança?
2. Como foi a adaptação dessa criança na turma?
3. Você se lembra de algum acontecimento diferente envolvendo essa criança?
4. O que mais lhe chama atenção nessa criança?
5. Como é seu relacionamento com ela?
6. Como é o relacionamento dela com os outros colegas de turma?
7. Quais são as atividades preferidas dela (desenho, brincar com os carrinhos, jogos etc.)?
8. Como você se sente afetivamente em relação a ela (ela lhe é simpática, a incomoda etc.)?

Anexo D

Descrição dos outros espaços da creche

Pátio interno — localizado entre os dois corredores de salas. Espaço coberto que possui também uma arquibancada. É o local utilizado para a realização das festas da creche. Neste pátio existe uma piscina de bolinhas, uma linha de movimento, bolas, velocípedes e bicicletas.

Pátio externo — localizado ao lado do pátio interno, entre os dois corredores de salas. Espaço aberto que possui uma pequena piscina. Durante minha permanência na creche, essa piscina não foi utilizada.

Parque — localizado ao lado do pátio externo, entre os dois corredores de salas. Possui os seguintes brinquedos: balanço, foguete, carrossel e escorregador.

Viveiro de patos — localizado ao lado do corredor superior. Área com pequena cobertura e um pequeno lago, que abriga alguns patos.

Refeitório — situado logo na entrada da creche, após o corredor inicial. Equipado com mesas e cadeiras adequadas ao tamanho das crianças, balcão térmico, onde são acondicionados os alimentos do almoço, e prateleiras onde são guardados os utensílios de uso diário, tais como: pratos, copos, talheres, panelas e bacias. O refeitório é decorado com figuras de vários alimentos e possui ainda um lugar para descrição do cardápio semanal e outro para informação do número diário de crianças em cada turma.

Cozinha — localizada ao lado do refeitório. Equipada com fogão, geladeira industrial, forno a gás, fruteira, pia e balcão multiuso.

Rouparia e lavanderia: localizadas ao lado da cozinha. Na rouparia são guardadas roupas de uso diário das crianças, roupas de cama, lençóis, cobertores e toalhas. A lavanderia é equipada com tanques, máquina de lavar, varal e ferro elétrico.

Planta baixa da creche

Parque	2

Pátio Externo

Sala de aula da Turma 2

Sala de aula da Turma 3

Sala de aula da Turma 4

Pátio Interno

Banheiros

Banheiros

Sala de aula da Turma 1

Sala de aula da Turma 5

1	Refeitório	Cozinha	Rouparia e Lavanderia

1 – Secretaria
2 – Viveiro de Patos

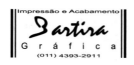